# 強迫性障害の研究
## (2)

OCD研究会編

編集代表
上島国利　大森哲郎

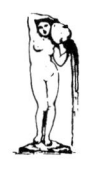

星和書店

Seiwa Shoten Publishers

2-5 Kamitakaido 1-Chome
Suginamiku Tokyo 168-0074, Japan

本書に収録されている論文は，第2回OCD研究会（2000年11月11日；ホテルクレメント徳島）で発表されたものです。

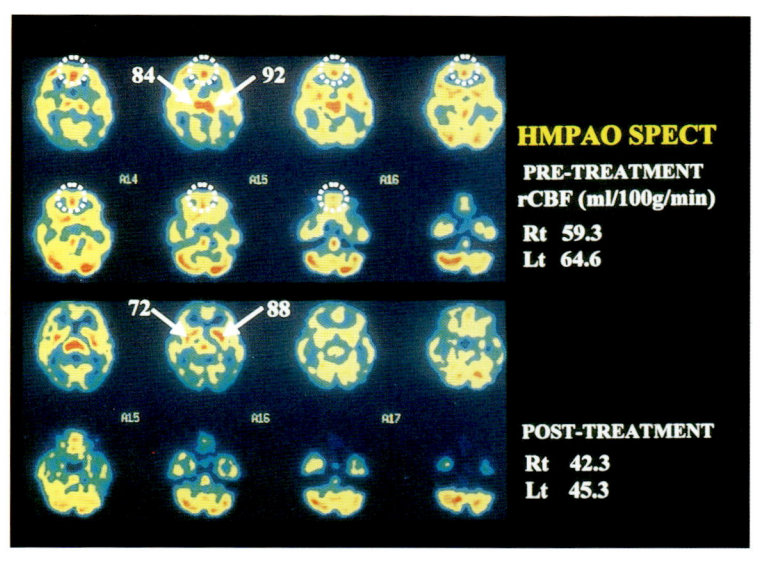

上段2列が治療前，下段2列が治療後
破線部分：前部帯状回領域　　矢印部分：大脳基底核

図7-1　症例の$^{99m}$Tc-HMPAO SPECT所見（本書p.45）

## はじめに

　OCD研究会は，1つの障害を多領域から検討するユニークな研究会として昨年発足した．

　1999年の金沢における第1回研究会から1年が経過した今年は，11月11日，第2回研究会を徳島大学大森哲郎教授のお世話で徳島市で開催した．OCDの病態は古くより知られるが，生物学的病態生理が次第に解明され，有効な薬物が登場するに及んで，再び臨床医や研究者の興味関心を惹くところとなっている．このような状況を反映してか，四国をはじめ全国各地から多数の先生方にお集まりいただき盛況であった．

　本年は一般演題が12題もあり，教育講演が2題，特別講演1題と充実した内容であった．午前中の一般演題のセッションでは，終了時間が40分以上も延長されるほど活発な質疑応答がなされた．一般演題の内容は本会の主旨に沿った形で，病態生理に迫る成果から，治療上の工夫，さらにOCDの行動療法を援助する電話，FAX，インターネットなどの情報伝達手段の利用法と効果など多岐にわたった．本邦初のOCD治療薬fluvoxamineの有効例の発表も蓄積され，より効果的で安全な処方につながることが期待される．

　教育講演は，鳴門教育大学の井上教授による「行動療法から認知行動療法へ」の演題のもと，OCDに対して薬物療法と同程度の効果を示す行動療法から始まり，認知行動療法との差異までのわかりやすい解説や，SSRIと認知行動療法の比較結果までお話しいただいた．

　もう一題の教育講演は大阪市立大学の切池教授によるもので，「強迫症状，強迫性障害，強迫性人格障害」について，多数の自験例をもとに解説が加えられた．特に摂食障害患者にみられる強迫症状，強迫性障害との

comorbidity，強迫性人格障害の関連についての研究結果は興味のつきないものであった。

　特別講演はYale大学のLeckman教授により"Symptom Dimensions in Obsessive-compulsive Disorder：Developmental and Evolutionary Perspectives"の演題で行われた。Leckman教授は小児精神医学の領域では以前より高名な研究者であるが，OCDに関しても豊富な資料に基づく斬新な考察を述べられ，聴衆に感銘を与えた。特に遺伝，神経生物学，治療効果などを包括したdimensionalなアプローチの重要性を述べられ，わが国でも普及しつつあるY-BOCSの改訂にも着手されているとの講演は，更なるOCD研究の方向性を示した。それにつけても質の高い質問が相次ぎ，外交辞令のgood questionではなく，本当の意味でのgood questionであると教授自身が述べられていたように，わが国研究者の質の高さを印象づけた。しかしながら，わが国には十分なエビデンスとなり得る研究成果が少ないという現実がある。優れた研究の成果が蓄積され，第3回OCD研究会ではより多くの発表がなされるよう期待したい。

　最後に細やかな心配りと周到な準備で第2回OCD研究会を実りあるものにされた徳島大学大森教授に心より御礼申し上げたい。

2001年2月3日

昭和大学医学部精神科
上　島　国　利

## ■OCD研究会

- ●代表世話人　上島　国利（昭和大学医学部精神科）

- ●世　話　人　牛島　定信（東京慈恵会医科大学精神科）
　　　　　　　　成田　善弘（椙山女学園大学人間関係学部）

- ●幹　　　事　大野　　裕（慶応義塾大学医学部精神神経科）
　　　　　　　　大森　哲郎（徳島大学医学部精神神経科）
　　　　　　　　加藤　進昌（東京大学医学部精神神経科）
　　　　　　　　神庭　重信（山梨医科大学精神神経科）
　　　　　　　　木下　利彦（関西医科大学精神神経科）
　　　　　　　　切池　信夫（大阪市立大学医学部神経精神科）
　　　　　　　　越野　好文（金沢大学医学部附属病院神経科精神科）
　　　　　　　　小山　　司（北海道大学医学部精神科）
　　　　　　　　佐藤　光源（東北大学医学部附属病院精神科）
　　　　　　　　高橋　克朗（国立長崎中央病院精神科）
　　　　　　　　多賀　千明（京都第二赤十字病院精神科）
　　　　　　　　武田　雅俊（大阪大学医学部神経科精神科）
　　　　　　　　田代　信維（九州大学医学部精神神経科）
　　　　　　　　中根　允文（長崎大学医学部精神神経科）
　　　　　　　　宮岡　　等（北里大学医学部精神科）
　　　　　　　　山上　敏子（国立肥前療養所臨床研究部）
　　　　　　　　米田　　博（大阪医科大学精神神経科）

- ●事　務　局　大坪　天平（昭和大学医学部精神科）
　　　　　　　　太田　有光（昭和大学医学部精神科）
　　　　　　　　宍倉久里江（昭和大学医学部精神科）

（五十音順）

# 目 次

はじめに　上島 国利 ······················································· v

1　関西医科大学附属病院における fluvoxamine の処方動向 ············· 1
　　永田 昌弘・吉村 匡史・宮田 恵美子・越智 友子・木下 利彦

2　非定型自閉症児のこだわり行動についての治療経験 ················ 7
　　―Fluvoxamine が奏効した1症例―
　　友竹 正人・中山 浩・大森 哲郎

3　強固な刺激統制を用いた広汎性発達障害を伴う強迫性障害の1例 ···· 15
　　柳下 杏子・東間 正人・棟居 俊夫・越野 好文

4　身体表現性障害に fluvoxamine が有効であった1例 ················ 21
　　中谷 英夫・坂井 尚登・越野 好文

5　強迫症状を主訴とした精神分裂病について ······················ 27
　　―2症例に関する考察―
　　伊川 太郎・大坪 天平・青山 洋・幸田 るり子・衛藤 暁美・吉田 由紀・
　　高橋 太郎・高橋 彩子・岡島 由佳・中込 和幸・上島国利

6　精神分裂病に伴う強迫症状に対する fluvoxamine の使用経験 ······· 35
　　佐々木 幸哉・朝倉 聡・北川 信樹・久住 一郎・傳田 健三・小山 司

7　前部帯状回皮質の局所脳血流量増加を認めた OCD の1例 ·········· 43
　　高橋 克朗・山崎 篤・伊東 勉・嶋長 正樹・藤丸 浩輔・中根 允文

8　Fluvoxamine，clomipramine 併用が有効であった
　　長期経過の OCD 症例 ················································ 49
　　嘉納 明子・田中 朋子・吉邨 善孝・宮岡 等

9　Fluvoxamine に clomipramine を併用した OCD の 3 症例 ·············· 55
　　－血中濃度の推移と症状変化について－
　　　中村 充彦・平尾 直久・越野 好文

10　難治性強迫性障害患者の臨床特徴 ································ 63
　　－初診 1 年後の評価による治療反応不良群と良好群との比較－
　　　松永 寿人・松井 徳造・岩崎 陽子・越宗 佳世　大矢 建造　切池 信夫

11　看護婦 861 人を対象とした強迫性障害の有病率調査 ················ 69
　　　松丸 憲太郎・大坪 天平・田中 克俊・石井 由貴・小林 里江・
　　　山田 浩樹・加藤 高裕・水野 晶子・篠田 淳子・上島 国利

12　強迫性障害の行動療法を補助する電話，ファックス，手紙，
　　インターネットなどの情報伝達手段の利用法 ······················ 77
　　　飯倉 康郎・芝田 寿美男・中谷 江利子・廣山 夏生

教育講演 1
　OCD の治療 ························································ 85
　　－行動療法から認知行動療法へ－
　　　井上 和臣

教育講演 2
　強迫症状，強迫性障害，強迫性人格障害について ·················· 93
　　　切池 信夫・松永 寿人

特別講演
　**Symptom Dimensions in Obsessive-compulsive Disorder :**　··105
　Developmental and Evolutionary Perspectives
　　　James F. Leckman

# 1 関西医科大学附属病院における fluvoxamineの処方動向

永田 昌弘[*]　吉村 匡史[*]
宮田 恵美子[*]　越智 友子[*]　木下 利彦[*]

## I　はじめに

　わが国で初めてSSRI：fluvoxamineが発売開始されてから，2年目をむかえている。抗うつ作用はもちろん，多様な抗不安作用があり，強迫性障害（obsessive-compulsive disorder：OCD），あるいは強迫スペクトラム障害群（OCSD）[2]をはじめパニック障害，社会恐怖症などへの有効性が報告されている。そこで今回，関西医科大学附属病院におけるfluvoxamineの処方動向を調査したので，報告する。

## II　調査方法

　調査対象は，関西医科大学附属病院（全診療科）にて，平成11年7月1日から平成12年4月30日までの期間にfluvoxamineが処方開始された総数674症例である。
　調査項目は，性別，年齢，診療科，疾患，処方の継続・中止，処方中止時の副作用および併用薬である。なお調査において，症例はID番号で表記し，プライバシーの保護に十分留意した。

---

[*]関西医科大学精神神経科学教室

## III 結　果

　患者背景（図1-1）では，男性255名（38％），女性419名（62％）と女性が多く，年齢は20～39歳が49％を占めていた。診療科別（図1-2）では，精

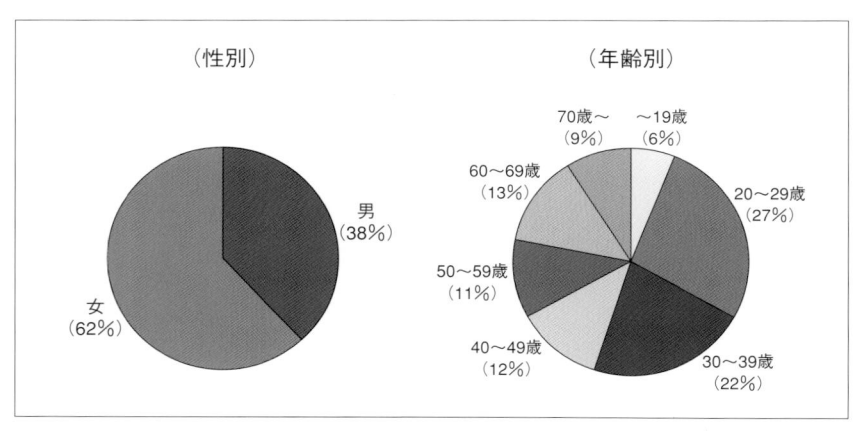

図1-1　患者背景（総数674名）

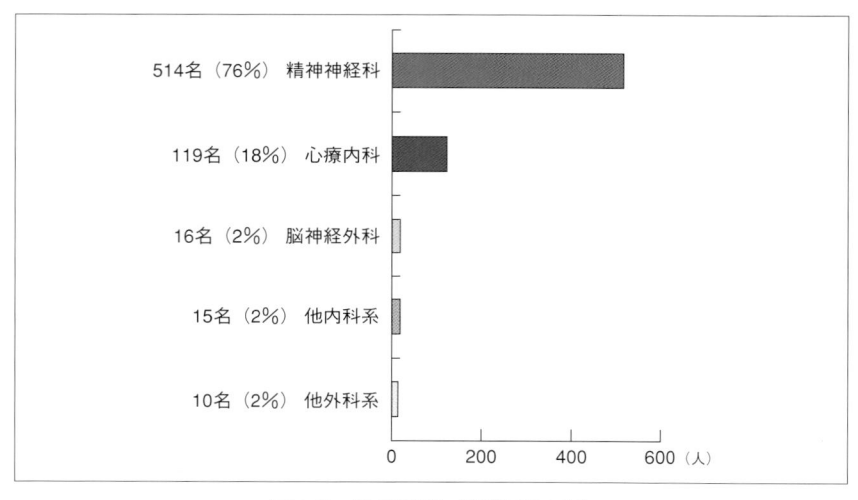

図1-2　診療科別（総数674名）

神神経科が76％を占めており，心療内科は18％，脳神経外科，他内科系（消化器内科・小児科等），他外科系（麻酔科・整形外科等）それぞれ2％であった。疾患別（図1-3）では，うつ状態396名（59％）が最も多く，パニック障害68名（10％），摂食障害50名（7％），強迫性障害38名（6％）などに処方されていた。次に，処方継続・中止別（図1-4）についての調査では，24週以上の処方継続症例243名（37％），24週未満の処方中止症例431名（63％）で，処方中止症例の内訳は，症状改善64名（9％），症状不変192名（28％），副作用56名（8％），来院せず74名（11％），転医・その他45名（7％）であった。これより全体の効果判定としては，効果ありと評価できる24週以上の処方継続症例243名に，症状改善64名を加えた307名（46％）が，有効であったと評価した。さらに疾患別（図1-5）では，うつ状態の有効率

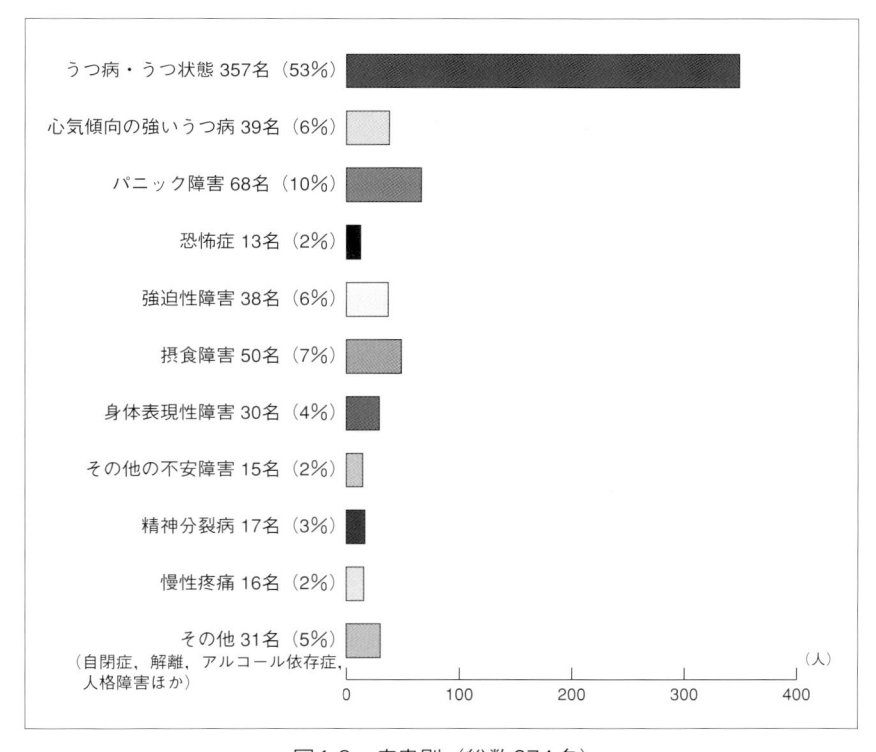

図1-3　疾患別（総数674名）

- うつ病・うつ状態 357名（53％）
- 心気傾向の強いうつ病 39名（6％）
- パニック障害 68名（10％）
- 恐怖症 13名（2％）
- 強迫性障害 38名（6％）
- 摂食障害 50名（7％）
- 身体表現性障害 30名（4％）
- その他の不安障害 15名（2％）
- 精神分裂病 17名（3％）
- 慢性疼痛 16名（2％）
- その他 31名（5％）（自閉症，解離，アルコール依存症，人格障害ほか）

は43％で，強迫性障害は74％であった．次に，24週未満の処方中止症例431名の内訳を投与期間別（表1-1）でみると，症状改善の効果発現は遅く，副作用発現による処方中止は投与初期に多かった．また，副作用による処方中止56名中（表1-2），嘔気・悪心は33名，ふらつき・めまいは10名であった．最後に，併用薬（表1-3）については，fluvoxamine単剤症例が81名（12％），他剤併用症例は593名（88％）で，副作用による処方中止症例を含めて抗不

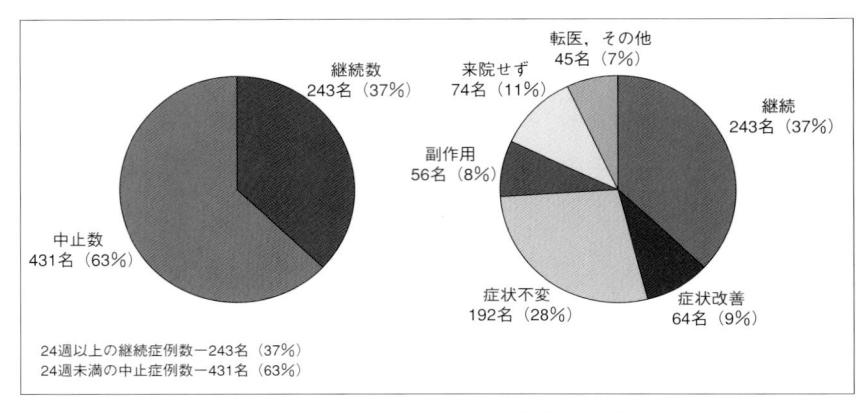

図1-4　処方継続・中止別（総数674名）

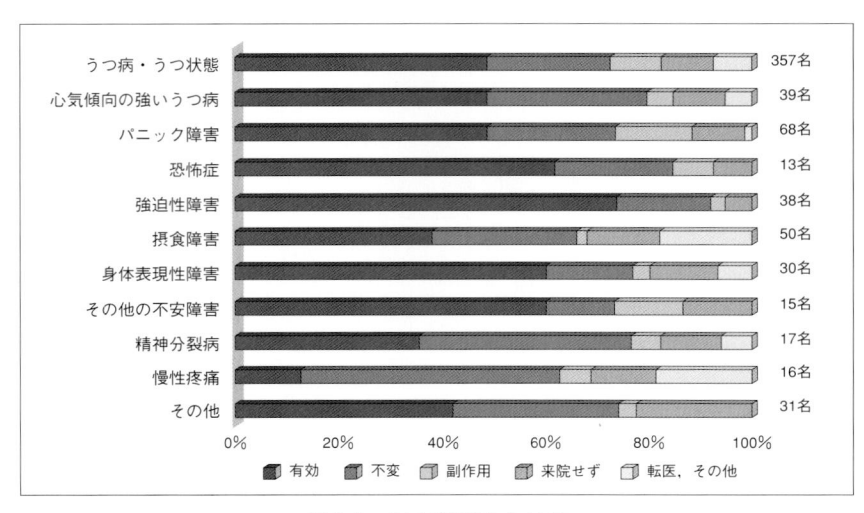

図1-5　各疾患別の有効率

## 1 関西医科大学附属病院におけるfluvoxamineの処方動向

表1-1 24週未満の処方中止症例（431名）の内訳

|  | 症状改善 | 症状不変 | 副作用 | 来院せず | 転医, その他 |
|---|---|---|---|---|---|
| 〜4週：200名 | 8名<br>（4％） | 84名<br>（42％） | 32名<br>（16％） | 52名<br>（26％） | 24名<br>（12％） |
| 5〜12週：155名 | 25名<br>（16％） | 79名<br>（51％） | 22名<br>（14％） | 17名<br>（11％） | 12名<br>（8％） |
| 13〜24週：76名 | 31名<br>（41％） | 29名<br>（38％） | 2名<br>（3％） | 5名<br>（6％） | 9名<br>（12％） |

表1-2 副作用による処方中止例（56名）

| 副作用 | 〜4週 | 5〜12週 | 13〜24週 |
|---|---|---|---|
| 消化器（33名） | 19 | 14 | ＊ |
| 倦怠感（5名） | 4 | ＊ | 1 |
| ふらつき（10名） | 8 | 2 | ＊ |
| 焦燥感（3名） | ＊ | 3 | ＊ |
| 眠気（3名） | 1 | 1 | 1 |
| せん妄（1名） | ＊ | 1 | ＊ |
| 頭痛（1名） | ＊ | 1 | ＊ |
| 合計 | 32 | 22 | 2 |

表1-3 併用薬（中止時・24週継続時）総数674名

あり→593名（88％）　なし→81名（12％）

|  | 胃腸薬 | 睡眠薬 | 抗不安薬 | 抗精神病薬 | 便秘薬 | その他 |
|---|---|---|---|---|---|---|
| あり | 159 | 339 | 449 | 154 | 69 | 208 |
| なし | 515 | 335 | 225 | 520 | 605 | 466 |

副作用による投与中止例56名の併用薬

| なし | 胃腸薬 | 睡眠薬 | 抗不安薬 | 抗精神病薬 | 便秘薬 | その他 |
|---|---|---|---|---|---|---|
| 5 | 11 | 26 | 43 | 12 | 3 | 11 |

消化器系副作用にて投与中止例（33名）

胃腸薬併用あり→5名　　　併用なし→28名

安薬の併用が多かった。

## Ⅳ　まとめ

　全診療科を対象とした今回の調査では，適応疾患であるうつ状態・強迫性障害や強迫スペクトラム障害群[2]をはじめパニック障害，その他さまざまな疾患に処方されていた。

　効果としては，うつ病・うつ状態より強迫性障害をはじめとする不安性障害のほうが，より有効であった。また，fluvoxamine は頻度の高い副作用として消化器系の症状を認めるが，長期投与[3]や維持療法（再発予防効果）[5]において，充分な安全性と有効性が確認されている薬剤である。しかし，本大学を含め日常の臨床では，他の薬物との併用はかなり多く，薬物相互作用[1,4]に関しての充分な注意が必要である。最後に，fluvoxamine はうつ病，強迫性障害の適応を取得しているが，その他さまざまな精神障害においても有用性が示唆されており，今後の臨床適応拡大が期待される。

■文　　献

1) Harvey,A.T., Preskorn,S.H.：Cytochrome P450 enzymes, interpretation of their interactions with selective serotonin reuptake inhibitors. PartⅡ. J. Clin.Psychopharmacol., 16；345-355, 1996.
2) Hollander,E.：Obsessive-compulsive spectrum disorders. J.Clin.Psychiatry, 56（suppl.4）；3-6, 1995.
3) 岡五百理，伊藤公一，成田元ほか：選択的セロトニン再取り込み阻害薬 SEM3110（Fluvoxamine maleate）のうつ病，うつ状態に対する臨床評価一長期投与試験一．臨床医薬，12；471-487，1996.
4) 下田和孝，染矢俊幸：選択的セロトニン再取り込み阻害薬（SSRI）の薬物相互作用について－SSRI時代夜明け前に－．精神医学，39；1329-1336, 1997.
5) Terra,J.L., Montgomery,S.A.：Fluvoxamine prevents recurrence of depression, results of a long-term, double-blind, placebo-controlled study. Int. Clin.Psychopharmacol., 13；55-62, 1998.

# 2

# 非定型自閉症児の
# こだわり行動についての治療経験
## －Fluvoxamineが奏効した1症例－

友竹 正人[*]　中山 浩[**]　大森 哲郎[***]

## I　はじめに

　精神遅滞児や自閉症児に認められる強度なこだわり行動については改善が困難であるといわれている。そのような行動障害については，haloperidolを中心とした抗精神病薬[8]，あるいはclomipramine[10]が使用されるが，今回我々は，こだわり行動と考えられる頑固な食行動障害に対してfluvoxamineが奏効した，最重度精神遅滞を伴う非定型自閉症の症例を経験したので，若干の文献的考察を加えて報告する。

## II　症　例

【症例】13歳，男性，養護学校中等部1年生。
【主訴】母親「2年以上前から食べ物を全く食べなくなった」
【家族歴】精神医学的遺伝素因はない。
【生育歴および既往歴】
　妊娠3カ月で，母親が妊娠中毒症に罹患したことがある。正期産で出生時

---

[*]小松島赤十字病院精神神経科
[**]市立札幌病院静療院児童部
[***]徳島大学医学部神経精神医学教室

体重2,982gであったが，仮死分娩であった。心奇形があり1歳時に心室中隔欠損症および肺静脈狭窄症の手術を受けた。術後経過は順調で，運動制限も特になく過ごしていた。1歳半頃，啼泣時にチアノーゼが出現し，その後全身けいれんを起こしたことがある。それ以来，A病院小児科より抗てんかん薬の投与を受けている (最初は少量のphenobarbital，現在はsodium valproate 300mg/日)。出生以来，体重の増加不良と精神発達の遅れが認められ，A病院小児科で最重度精神遅滞と診断されている。染色体異常は認められていない。

【現病歴】

養護学校へ進学し，小学部4年 (10歳) までは普通に食事ができていたが，小学部5年になり担任や環境が変わったときから学校で急速に食事量が減り，全く食べなくなった。家では食べていたが，しばらくして，患者が好んで使用していた茶碗が割れてしまい，それ以後，家庭でも食事をしなくなった。母親は，似たような茶碗を買ってきて食べさせようとしたり，味つけ，調理法を工夫したりしたが，全く効果がなかった。このような頑固な食行動障害が2年以上続いたため，その間は，A病院より処方された経腸栄養剤で栄養補給をしていた。患者が中等部1年のときに，校医をしていた筆者のなかの1人に相談があり，平成X年6月から当科で治療を受けることになった。

【初診時所見】

知能検査は不可能であるが，臨床的観察から最重度精神遅滞 (ICD-10：F73 最重度精神遅滞)[11] と判断された。有意語はなく，ときどき「ウーッ」などの奇声を発することがある。ごく簡単な指示も理解できず，従えなかった。運動面では歩行は十分にできるが動きは鈍かった。身長は144cm，体重は33kgであった。嚥下障害はなく，他の神経学的所見も特に異常はなかった。経腸栄養剤以外は全く食べ物を受け付けないという食行動障害，同じ場所で体を回転させる常同運動，握りこぶしで下顎を強く叩き続ける自傷行為，特定のオモチャに対する執着が認められた。睡眠障害や気分の変調は認められなかった。他者への攻撃性も認められなかった。

【治療経過】

学校から帰宅すると経腸栄養剤の袋を手にとり，母親のところへ持ってくることがよくあった。母親が飲ませてあげると一気に飲み干してしまう状態

であり，食欲および摂食機能については問題ないと思われた。そのため，我々は本患者の食行動障害についてこだわり行動と判断し，haloperidolを投与することとした。2mg/日まで増量したところ常同行動，自傷行為の頻度は減少し，特定のオモチャへの執着も軽減したが，食行動障害については全く効果がなかった。日中の眠気が出現したため，それ以上の増量は困難であった。次いで，pimozide 2mg/日を加薬し経過をみたが，やはり食行動障害については全く改善が認められなかった。当科で薬物療法を開始してからも，学校の教師，母親は食事を何とか食べさせようと工夫したが，食べ物を口に入れると嫌がってすぐに吐き出してしまう状態が続いていた。平成X年12月からfluvoxamineを追加投与し，50mg/日で4週間経過観察したが，食行動障害の改善は認められなかった。100mg/日に増量した2週間後くらいから，まず最初は学校で給食，お菓子などを少しずつ摂取できるようになり，増量後約1カ月で学校給食をほぼ全量摂取できるようになった。家庭でも次第に食

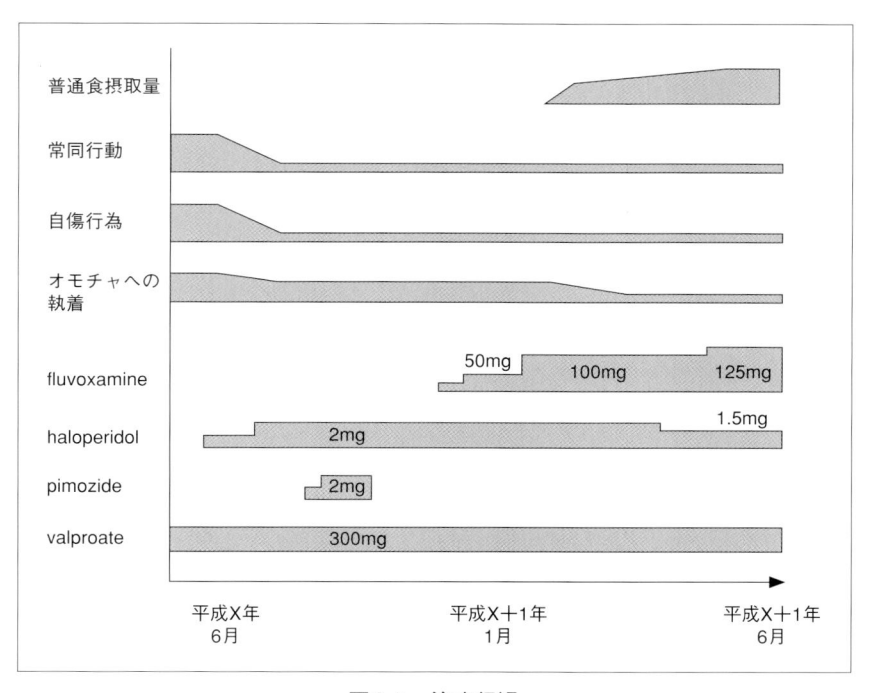

図2-1　治療経過

事量が増え,平成X+1年5月からはfluvoxamine を125mg/日へ増量して経過をみているが,家庭でも普通食を十分量摂取できている(図2-1)。

## III 考　　察

　精神遅滞児では,脳障害を背景にした行動異常がしばしば認められる。本来の活動が制限され社会生活への参加が阻まれるような持続的な行動の逸脱が,行動障害として知られている[9]。主な行動障害には異食,拒食,過食,反芻などの食行動障害や,常同行動,自傷,他傷,多動などがあげられる。本症例では,特定のオモチャへの執着や常同行動,自傷行為などが認められ,自閉症の合併を考慮する必要がある。一般的に,重度以上の精神遅滞児では全体的な機能水準が非常に低いため,自閉症の診断に要求される特異的な偏った行動を示す余地がほとんどないため[11],正確に判別することは困難であるとされている。本症例でも,最重度精神遅滞のため,自閉症の診断に重要な相互的社会的関係の障害やコミュニケーション障害の評価が難しく,また,母親からの病歴の聴取では,3歳以前の発達段階において明らかな自閉症症状を確認できなかった。本症例は,厳密には自閉症の診断基準を満たしていないが,執着的行動はかなり際立っており,広汎性発達障害 (pervasive developmental disorders) の併存が考えられ,ICD-10[11]ではF84.1 非定型自閉症の診断基準を満たしていると考えられる。

　精神遅滞児には精神疾患の合併がしばしば認められ,精神分裂病,感情障害,不安障害,適応障害,人格障害など,さまざまなタイプの疾患の合併が知られている[12]。BourasとDrummondは攻撃,自傷行為などの行動異常をもつ精神遅滞者について研究し,重度精神遅滞者における精神医学的問題は行動障害と関連することを明らかにした[1]。しかし,精神遅滞児の行動障害と精神疾患の合併を明確に区別することは困難であり,重複があることも知られている[12]。本症例の食行動障害を考えるうえで,食行動障害を示す精神疾患として,うつ病の合併を除外する必要がある。一般に,精神遅滞児では,抑うつ症状は,興奮,かんしゃく,身体症状,気分の動揺,周期性,摂食障害,睡眠障害などの症状を呈するとされ[12],特に重度および最重度精神遅滞児では,それに加えて自己攻撃,常同行動などが認められるとされている[3]。

感情障害の合併は精神遅滞者の5％にみられるが，うつ状態にしても躁状態にしても持続が短く，周期も短い傾向があるといわれている[3]。本症例では睡眠障害はなく，食事については常用している経腸栄養剤のみを好み，それ以外の食物，飲料物は家族が介助して口に入れても，すぐに吐き出してしまう状態が続いていた。経腸栄養剤については自ら袋を持ってきて要求する行為が普段からみられ，食欲および摂食機能については問題ないと考えられた。また，気分の変調も明らかではないことから，感情障害は否定的と考えられ，行動障害というとらえ方が妥当と思われた。

本症例の食行動障害の始まりは，新学年になったときの担任の交代や教室の移動などの環境の変化がきっかけとなっている。まず最初に学校で食事量が急激に減り，全く受け付けなくなった。家庭では食事摂取できていたが，常用していた茶碗が壊れ別の食器になったことを契機に，家庭でも全く普通食を受け付けなくなった。その後直ちに，栄養不足を補うために経腸栄養剤が用いられ，患者も好んで飲用したが，それ以後，経腸栄養剤に対する強いこだわりが生じ，固定化したとも考えられる。食事をしないからすぐに経腸栄養剤を飲用させるという周囲の対応も悪循環を招き，結果的には不適切な行動を維持させ，さらに強化させた可能性がある。

本症例では，fluvoxamineを100mg/日まで増量したところで食行動障害が改善されたことになる。選択的セロトニン再取り込み阻害薬（SSRI）であるfluvoxamineの臨床応用については，うつ病，強迫性障害（obsessive-compulsive disorder：OCD），パニック障害，OCSD（obsessive compulsive spectrum disorders）など，多彩な疾患，状態像に有効であることが示されている[6]。OCSDは症状学，人口統計学，家族歴，神経生物学，comorbidity，治療反応性においてOCDとオーバーラップする一群の障害を指し，身体醜形障害，心気症，神経性無食欲症，むちゃ食い，妄想性OCD，トゥレット症候群，自閉症，抜毛癖，強迫買い，性衝動制御の障害などが含まれる[5]。このなかで，発達障害については，成人の自閉症でfluvoxamineが強迫様症状に有効であるとの報告[2]があるが，小児の自閉症では刺激効果が強く反応性は劣るとされている[4]。精神遅滞に合併する食行動障害については，一般に向精神薬の適応はないとされている[10]。また，精神遅滞児や自閉症児のこだわり行動や儀式的行動については強迫症状と類似しているが，葛藤が認め

られにくいため，狭義のOCDとは異なるとの指摘もある[7]。しかし，本症例のこだわり行動と考えられる食行動障害については，fluvoxamineの治療反応性を考慮するとOCSDの概念でとらえられるのではないかと考えられ，こだわり行動と強迫の生物学的基盤の近縁性を示唆するものと考えられる。

本論文は，『精神科治療学』第15巻9号に掲載された症例報告を加筆・修正したものである。

## ■文　献

1) Bouras,N., Drummond,C.： Behavioral and psychiatric disorders of people with mental handicap living in community. J.Intellectual Disability Research, 36 ; 349-357, 1992.
2) Christopher,J., McDougle,M.D.: A double-blind, placebo-controlled study of fluvoxamine in adults with autistic disorder. Arch.Gen.Psychiatry, 53 ; 1001-1008, 1996.
3) Dosen,A.: Depression in mentally retarded children. In: (ed.), Dose,A. and Menolascino,F.J. Depression in Mentally Retarded Children and Adults. Leiden, Logon, p.113-127, 1990.
4) Harteveld,E., Buitelaar,J.K.: Autism. Role of drug treatment and a guide to its use. CNS Drugs, 8 ; 227-236, 1997.
5) Hollander,E., Wong,C.M.: Introduction : obsessive-compulsive spectrum disorders. J.Clin.Psychiatry, 56（suppl. 4）; 3-6, 1995.
6) 石郷岡純：SSRIの効果．臨床精神薬理，2；737-746，1999．
7) 金生由紀子：特徴的な常同行為．有馬正高，熊谷公明，原仁編：発達障害医学の進歩．診断と治療社，東京，p.22-33，1994．
8) 栗田広：精神遅滞．精神科治療ガイドライン，星和書店，東京，p.238-241，1995．
9) 中島洋子：精神遅滞．松下正明編：児童青年期精神障害．中山書店，東京，p.29-60，1998．
10) 上田均，酒井明夫，三田俊夫：精神遅滞（者）の行動障害と薬物療法．神経精神薬理，17；125-136，1995．
11) World Health Organization: The ICD-10 classification of mental and behavioural

disorders. 1992.
12) 山崎晃資：精神遅滞と精神医学的合併症．栗田広編：精神遅滞の精神医学．ライフ・サイエンス，東京，p.78-87，1997．

# 3

# 強固な刺激統制を用いた広汎性発達障害を伴う強迫性障害の1例

柳下 杏子[*]　東間 正人[*]　棟居 俊夫[*]　越野 好文[*]

## I　はじめに

　発達障害児は，いわゆる「こだわり行動」を伴うことが多く，他覚的には無意味な反復行動にみえる。一方，強迫性障害（obsessive-compulsive disorder：OCD）でも，反復される観念や衝動による不安を軽減させるために，反復行動がみられ，両者の鑑別は容易ではない。今回，我々は数を数えきれないときに衝動行為に至る発達障害児を経験した。当初，反復行為を「こだわり行動」ととらえ治療を開始したが，治療効果が得られなかったため，強迫性障害と診断を再考し，発達障害児に通常用いない，全裸での5点拘束という強固な刺激統制を用いたところ，治療の展開が得られた症例を経験したので，若干の考察を加えて報告した。

## II　症　　例

【症例】入院時16歳，男子，高校生。
【主訴】数を数えずにはいられない，数が数えきれなくてイライラする。
【既往歴】2歳のとき，熱性けいれん。
【家族歴】特記事項なく，精神神経疾患の遺伝負因なし。

---

[*]金沢大学医学部神経精神医学教室

【生育歴】

　同胞3人の第1子として，満期正常分娩産，生下時体重3000g。頸定は3カ月，始歩は12カ月と正常で，運動発達に顕著な遅れは認められなかった。しかし，人見知りはなく，いわゆる「ごっこ遊び」などの象徴的遊びは行わず，情緒面の発達障害がうかがえた。1歳6カ月の時点で始語はなく，健診で言語発達の遅れを初めて指摘された。保育所には2歳から通い始めたが，他者と視線を合わせることもなく情緒的相互性は欠如していた。そのため，仲間と遊ぶことができず独り遊びを好み，遊びとしては水遊びなどの手の感触を楽しむようなことばかりであった。3歳になってやっと始語があり，言語発達の遅れのため3歳から小学校入学まで保健センターに通所した。言語発達の遅れは残っていたが，小学校は普通学級に入学した。しかし，依然として他児との交流をもつことはできなかった。疎外されたりいじめられたりすることはなかったが，卒業まで友人は一人もできなかった。学習の傾向としては，駅名や百科事典を暗記することなどを非常に得意とし，算数や社会などの解答が決まっている科目の成績は良かった。しかしその反面，長文読解や作文などの理解力や創造性を必要とする科目は不得手であり，成績不良であった。全体としての成績は中位であり，普通中学を経て普通高校に進学した。

【現病歴】

　13歳頃より，特に誘因なく電灯を点滅させたり，テレビのチャンネルをむやみに変えたりするなどの無意味な行動を決まった回数繰り返し，その回数を数えるようになった。当初，患者自身はその行為に苦痛を感じておらず，逆に数えることで安心感を得ていた。しかしその後，徐々に決めた行為の回数が多くなり，ときには数えきれないことがあり，そのときは落ち着かず，イライラするようになった。回数が多くなり，行為が目立つようになってきた頃から，それまで放任してきた父親が強制的に行動を制止するようになり，患者は制止されることに苦痛を感じながらも何とか行動を止めることが可能であった。14歳時に父親の外国出張による長期不在を契機として，無意味な行動と数える回数がよりいっそう多くなり，行為を繰り返し，数を数えることを苦痛に感じるようになった。しかし，自分では制止することができず，その後は父親に制止されても行動を止めることが不可能となった。遂には数

えきれなくなり，イライラすることが増え，自ら苦痛を訴え，家族に頼んで精神科医院を受診した。強迫性障害と診断され，fluvoxamineとrisperidoneによる薬物療法が開始された。それにもかかわらず，ドアの開閉，食事中の箸の上げ下ろし，起立・着席の繰り返し，更衣時の衣服の着脱などの無意味な行為が多くなった。行為が増える分だけ同時に数える回数が多くなり，その結果，家庭生活全般に支障をきたすようになった。しかし学校生活には支障なく成績も低下することなく，高校受験にも合格した。高校入学頃からは，教科書やノートのページ数を数えるようになり，家庭生活に限定されていた無意味な行動や数かぞえは学校生活にまで及ぶようになった。一方，家庭では回数がうまく数えきれないことより，衝動的に着ている衣服を破いたり，食事中に食器を投げて壊したりするようになった。また，妹や祖母に自分の代わりに数を数えることを強要し，自分の意にそぐわないと怒鳴ったり，暴力を振るったりするなどの問題行動が顕著になったため，当科に入院目的で紹介され，医療保護入院した。

【入院後経過】

入院時の面接では言語的な疎通が不十分なため，反復行為の内容や行為に至る動機を十分に把握することができなかった。当初は他患と相部屋で，患者の行動を観察することとした。慣れない環境のためか暴力的な行動はみられなかったが，他患と交流することもなく，ベッドで過ごすことが多かった。それでも，周囲にある物品にこだわり，数を数えたりしてイライラしている様子がうかがえた。詳細な観察によると，歩いた歩数や洋服の着脱の仕方などに自分の決めた規則があり，納得するまでその行為を繰り返し，数を数えていた。その後，決めた規則が達成できなかったり，回数が数えきれなくなったりすると，衝動的に気になった掲示物や着ている衣服を破くようになった。さらに，食事の仕方にも患者にしかわからない規則をつくったようで，規則が遂行できないと食事の途中で食事をすべて床に捨てるようになった。徐々に遂行できないときが多くなり，完食することができなくなり，栄養状態も不良となった。患者の精神内界は依然としてつかめなかったが，生育歴より明らかに情緒，対人交流面で障害が存在していたので「発達障害児」と診断し，規則にしたがった行動や無意味な反復行動は，発達障害に伴う，いわゆる「こだわり行動」と判断した。そこで強制的に行為を止めるよりは，

自由に行為を行わせて満足させたほうが精神状態が安定すると考えた。そのため他患と空間を共有することが,「こだわり行動」を十分に行えない状況をつくっていると考え,気のすむように自由に行動できる空間として個室を準備し,個室内では自由にさせた[5]。さらに気になるであろう物品はできる限り個室から引き上げ,でき得る限り患者を一人にしないよう,看護者が交代で付き添った。そのうえで,それでも情動を制御できないときは合図で知らせさせ,ボール投げをして気を紛らわすという約束をした。つまり,発達障害児に対する一般的な行動療法の技法である「ブロッキングとシェイピング」を試みた[4]。この試みと平行して,薬物療法は発達障害児の衝動制御に効果が証明されているclomipramineの使用を開始し,副作用に注意しながら漸増した[2,3]。しかし,個室内の物品をできる限り引き上げても,「こだわり」の対象物が今まで気にとめなかった残りの物品へと変化しただけで,最後には自分の着ている衣服や寝具にこだわり,衣服と布団やシーツなどの寝具を破るようになった。やむを得ず,衣服を脱がせて全裸で個室内にて生活させ,寝具は必要なときのみ個室内に入れるなど工夫したが,改善の糸口はみつからなかった。Clomipramineのさらなる漸増を試みたが,起立性低血圧と排尿障害の副作用のため80mg/日までしか漸増できなかった。

　寝具にこだわるため夜間不眠となり,依然として食事摂取も不十分で,副作用のために薬物も十分に使用できない状態が持続し,反復行為を止めることができず,その状態に患者も苦痛を訴えるようになった。熟慮の結果,患者の保護と苦痛の軽減を目的として,強制的に行動を制御することが必要と判断し,患者にその意図を伝えたうえで,全裸にての5点拘束を施行した。発達障害児には通常このような強固な行動制限は用いないのが一般的ではあることを承知のうえで,あえて導入に踏み切った。食事は拘束したまま全介助し,入浴も清拭のみとして24時間拘束し,行動を制御した。初めは,拘束されているにもかかわらず,シーツや拘束帯を破ろうとしたり,同じ言葉を繰り返し言って数を数えたりする行為が続いていた。拘束開始を契機に薬物の漸増を再開し,最終的にclomipramineを225mg/日,carbamazepineを650mg/日まで漸増した。拘束開始から,約1カ月後頃から,本人が「楽になった」と述べるようになり,行為につながる思考が減少し,自分の思うように行為を行えないことに対する苦痛が軽減した。このため,15分間の短時間

から拘束帯を外し，全裸で個室内を自由に過ごす試みを始めた。当初はすぐに自ら5点拘束を希望したり，イライラを解消するための頓服を要求したが，徐々に要求する頻度も少なくなった。慎重に拘束を解除する時間を15分間ずつ延長し，個室内から閉鎖病棟内へと生活範囲を拡大した。その結果，6カ月後の現在は，日昼洋服を着て，外出できるまでに改善した。物品やものごとに対してこだわることは残っているが，そのこだわりに苦痛を伴うことはなく，イライラや衝動的な問題行動は認められず，閉鎖病棟内で他患と過ごせるようになった。

## III 考　察

　特定不能の広汎性発達障害に強迫性障害を合併した症例で，刺激統制の目的で，通常は用いられない強固な拘束をやむを得ず導入したことが治療展開の契機となった症例を経験した。診断に至る経緯としては，生育歴より，始語は3歳と遅く，相互的対人関係，意志伝達能力の発達に重症で広範な障害が存在することがうかがえた。DSM-IVの自閉症の診断基準を部分的にしか満たしておらず，その症状は非定型であるため，特定不能の広汎性発達障害と診断された。しかし，この患者の常同行為は発達障害に伴う「こだわり」にとどまらず，その行為には強い不安や苦痛を伴っていた。しかも行動に至る思考は自己所属性であり，行為が過剰で，それを患者本人が不合理であると認識している点は，発達障害児にみられる「こだわり行動」とは異質であり，DSM-IVによれば，強迫性障害の診断が並記されると考えられた。発達障害児であるため，反復行動に苦痛を感じていることを十分に伝えられず，また，それを治療者側が理解するのに手間どったため，その行為を強迫観念と強迫行為による症状ととらえることに時間を要した。反復行為を発達障害に伴う「こだわり行動」だけとは考えず，強迫性障害が合併したことによる強迫行為による行動と再考したことが，発達障害に通常用いない強固な拘束を刺激統制を目的として導入したきっかけとなった。結果的に，強固な拘束を導入したことにより強迫行為の軽減が得られ，現在では外出できるまでに改善した。今回の経験によれば，発達障害児に伴う過剰な「こだわり」に対しては，強迫性障害としての治療を行っていくことが必要な場合があること

が示唆された[1]。

## ■文　　献

1) Hollander,E., Wong,C.M.：Obsessive-compulsive spectrum disorders. J.Clin.Psychiatry, 56（suppl. 4）; 3-10, 1995.
2) McDougle,C.J., Price,L.H., Volkmar,F.R. et al.：Clomipramine in autism: preliminary evidence of efficacy. J.Am.Acad.Child Adolesc.Psychiatry, 31（4）; 746-750, 1992.
3) McDougle,C.J., Price,L.H., Goodman,W.K.：Fluvoxamine treatment of coincident autistic disorder and obsessive-compulsive disorder: a case report. J.Autism Dev.Disord., 20（4）; 537-543, 1990.
4) 内山喜久雄：サイコセラピー・シリーズ　行動療法．文光堂，東京，1972.
5) 祐宗省三，春木豊，小林重雄編：新版 行動療法入門 臨床のための理論と技法．川島書店，東京，1984.

# 4
# 身体表現性障害にfluvoxamineが有効であった1例

中谷 英夫[*]　坂井 尚登[*]　越野 好文[**]

## I　はじめに

　選択的セロトニン再取り込み阻害薬（以下，SSRI）は，うつ病，うつ状態および強迫性障害（obsessive-compulsive disorder：OCD）のみならず，パニック障害，社会恐怖などに対しても適応が拡大されつつある。Hollanderら[2]は，神経性大食症，身体醜形障害，トゥレット障害などの強迫性，衝動性を有する精神障害について強迫スペクトラム障害（以下，OCSDs）の概念を提唱したが，これら一群の障害に対してもSSRIの効果はある程度証明され，あるいは予想されている[4]。

　OCSDsには身体表現性障害も含められているが，今回我々は，消化器症状を中心とした身体的愁訴を主症状とする身体表現性障害で，薬剤の副作用と思われる便秘から生じた排便に関するこだわりに対し，高用量のfluvoxamineが有効だった症例を報告する。

## II　症　例

【症例】72歳，女性。
【主訴】大便がすっきりと出ない，肛門がもぞもぞする。

---

[*]国立金沢病院精神科
[**]金沢大学医学部神経精神医学教室

【家族歴】同胞6人中の第6子。精神疾患の遺伝負因は否定されている。
【既往歴】60歳時，アルコール依存にて入院加療を受け，以後断酒を続けている。
【生活歴】女学校を卒業後，教職に就いていたが，20歳時に結婚と同時に退職した。夫が20年前に死亡してからは独り暮らしをしている。
【性格】神経質（本人の弁）。
【現病歴】

　69歳の夏頃，特に誘因なく胸やけ，動悸，息苦しさなどの症状が出現した。近医内科を受診して精査を受けたが異常は発見されず，同年9月，国立金沢病院精神科（当科）を紹介された。「神経症」の診断を受け，以降外来通院を続けた。動悸，息苦しさはまもなくみられなくなり，訴えは心窩部不快感，吐き気などの消化器症状が中心であったが，bromazepam，imipramine，maprotilineなどを処方され，軽快・増悪を繰り返しながらもなんとか日常生活を送っていた。

　72歳の3月頃より吐き気が増悪し夜間も続くため，不眠がちとなった。抗不安薬，抗うつ薬，睡眠薬を調整しても改善は乏しかった。Levomepromazineにて不眠は解消され，吐き気も減少したが，levomepromazineの副作用と思われる便秘が出現したため，投与2週間で中止した。しかし，その後も「便が出そうで出ない」「毎日すっきりと便が出ないと身体に悪いのではないかと心配」と不安を強く訴えるようになり，頻回に受診したり主治医に何回も電話をかけ症状を訴えたりするようになった。外来で施行された腹部レントゲン撮影，腹部エコー，消化管内視鏡検査では異常は発見されなかったが，不安が続くため6月26日当科に入院した。

【診断】

　DSM-IVによる診断は鑑別不能型身体表現性障害である。

　消化器系の愁訴が続いているものの一般身体疾患は認められなかった。他の身体表現性障害との鑑別が問題となるが，心気症にみられるような，身体愁訴に関連して何らかの重篤な病気にかかっているというとらわれは認められず，また，複数の身体愁訴を認めるものの，訴えは消化器症状に限定されており，発症年齢も69歳であることから身体化障害の診断基準を満たすものではなかった。

## 【入院後経過】

外来で処方されていたsulprideを増量し，etizolamの追加を行ったが，むしろ訴えは執拗になり，ほとんど一日中看護スタッフに下剤や浣腸を要求し，最後には浣腸しても何も排泄されない，ということを繰り返していた。また，排泄に関してのみならず日常生活全般に対して絶えず不安を訴え，依存的となり，身の回りのことのほとんどに看護スタッフの介助を要するようになった。排泄に関する訴えを強迫的こだわりととらえ，入院第3週よりfluvoxamineを1日量25mg/就寝前より投与開始した。

入院第6週にはfluvoxamineを1日量150mgまで増量した。入院第8週頃より不安が減少し，依存的な面は少なくなり，院内での日常動作には大きな問題はなくなってきたが，排便に関するこだわりは依然として続いていた。

入院第9週よりfluvoxamineをさらに増量し第12週には1日量300mgとしたところ，入院第14週には「もうちょっとだけど，大分よくなりました。まえは『ムズムズ』だったけど今は『ムズ』くらいですね。これがもっとよくなると『ム』だけね」と冗談交じりに笑顔で話すようになり，第18週には自ら排便について訴えることはほとんどなくなった（図4-1）。

なお，経過中fluvoxamineの副作用と思われる症状の出現は認められなかった。

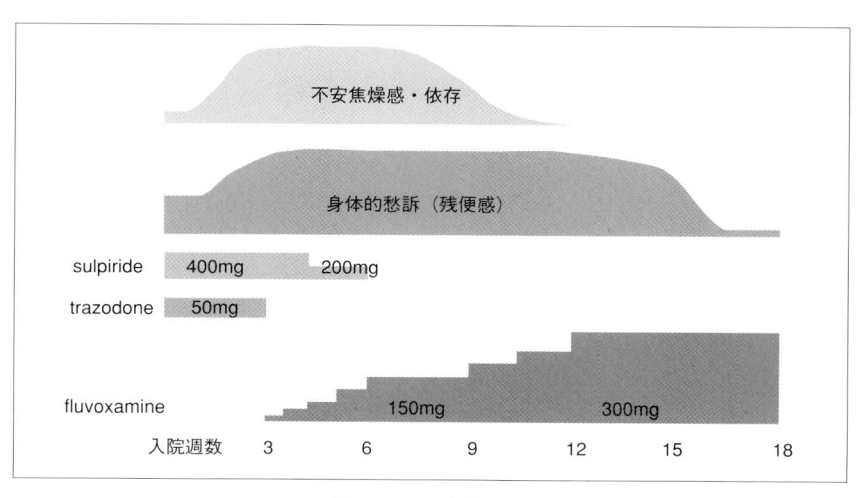

図4-1 入院後経過

## III 考　察

　身体表現性障害に対しては各種の心理療法的アプローチが行われてきたが，近年，身体表現性障害に対して抗うつ薬が有効であるとの報告がみられ，特に他のOCSDsに対してと同様にSSRIの有効例が報告されている。

　Noyesら[3]は各種の身体表現性障害にfluvoxamineを使用したopen trialの報告のなかで，鑑別不能型身体表現性障害に対して50～300mg（中央値は250mg）を8週間投与したところ，9例中6例で中等度の改善を認めたという。

　また，渡辺[6]は身体的愁訴を主症状とした抑うつ神経症および身体化障害に対しfluvoxamineを使用した例について，臨床効果の特徴として身体症状へのこだわりとともに身体症状そのものをも消退させる効果があること，短期間に効果が発現すること，および25～50mgの低用量で十分な効果があることを報告している。

　本症例は数年前より消化器系の身体症状を訴えていたが，levomepromazineの抗コリン作用によると思われる便秘を生じたことを契機に，排便に関する執拗なこだわりが出現し，同剤の中止後もこだわり・不安が持続した。Fluvoxamineを25mgより投与開始し，150mgの3週間の投与で，全般的な不安に関しては有効であったが，排便についてのこだわりに関してははっきりとした改善はみられなかった。さらにfluvoxamineを増量し，300mgを継続投与することにより著明な改善を認めた。この改善は，単に症状へのこだわりやスタッフに訴える行動が減っただけではなく，患者の自覚的な肛門部の不快感そのものの軽減も伴っていた。

　SSRIの強迫性障害に対する効果については，うつ病に対する効果に比して高用量を要すること，効果発現まで長期間かかることが指摘されており[1]，fluvoxamineに関しては300mgが最高用量とされている[5]。

　本例は，身体表現性障害のfluvoxamineに反応する例のなかでも，強迫性障害に対してと同様に，高用量の長期間投与を必要とする例が存在することを示していると思われる。

　DSM-IVにおいて，鑑別不能型身体表現性障害は身体化障害の診断基準を十分には満たさない症例を分類するために設けられているが，臨床場面では

各種の身体症状を訴える患者は多くても，実際に身体化障害の厳しい基準を満たす例は少なく，診断としては鑑別不能型となる例が多い。また，排便についての愁訴をもつ患者は少なからず存在すると思われるが，本例のように薬剤の抗コリン作用によって便秘を生じた場合には，三環系・四環系の抗うつ薬では副作用が懸念される。このような症例に対しては，fluvoxamineを十分量投与することで改善が期待できる。

## IV まとめ

年余にわたり消化器系の身体症状を訴えた鑑別不能型身体表現性障害に対し，fluvoxamineの投与が奏効した例を報告した。強迫性障害に対する薬物療法では高用量のSSRIが有効とされているが，OCSDsである身体表現性障害の治療においても，常用量のSSRIでは反応が乏しく，高用量が有効な例があることが示された。

### ■文　献

1) Goodman,W.K., McDougle,C.J., Price,L.H.：Pharmacotherapy of obsessive-compulsive disorder. J.Clin.Psychiatry, 53（suppl. 4）；29-37, 1992.
2) Hollander,E., Wong,C.M.：Obsessive-compulsive spectrum disorders. J.Clin.Psychiatry, 56（suppl. 4）；3-6, 1995.
3) Noyes,R., Happel,R.L., Muller,B.A. et al.：Fluvoxamine for somatoform disorders：an open trial. Gen.Hosp. Psychiatry, 20；339-344, 1998.
4) 大坪天平，上島国利，鳥居成夫ほか：SSRIsの臨床応用．臨床精神薬理，2；747-754, 1999.
5) 塩江邦彦：強迫性障害の薬物療法アルゴリズム．臨床精神薬理，2；1225-1234, 1999.
6) 渡辺義文：抑うつ神経症，身体化障害へのfluvoxamineの使用経験．村崎光邦，上島国利，樋口輝彦編：SSRI最新情報．協和企画，東京，p.79-83, 2000.

# 5

## 強迫症状を主訴とした精神分裂病について
### －2症例に関する考察－

伊川 太郎[*] 大坪 天平[*] 青山 洋[*] 幸田 るり子[*] 衛藤 暁美[*]
吉田 由紀[*] 高橋 太郎[*] 高橋 彩子[*] 岡島 由佳[*] 中込 和幸[*] 上島 国利[*]

## I はじめに

　強迫症状は強迫性障害（obsessive-compulsive disorder：OCD）のほかに，精神分裂病，うつ病，摂食障害，自閉症，人格障害など，さまざまな精神疾患に広く認められる病的現象である。なかでも精神分裂病（以下，「分裂病」）の経過中には，7.8～25％の割合でOCDの併存がみられ，60％には強迫症状がみられるという[3]。しかし，分裂病とOCDの関連は明らかになっていない。我々は，強迫症状を主訴とした分裂病の2例を経験したので，若干の考察を加え報告する。

## II 症　　例

### 1　症例1
【症例】23歳，男性。
【診断】精神分裂病，解体型（DSM-Ⅳ）[1]
【既往歴・家族歴】特記事項なし。
【病前性格】元来おとなしく，他人と交わることを好まない性格であった。
【生活歴・現病歴】
　12歳より突然，父親の視線が気になると，父親と会話をしなくなった。中

＊昭和大学医学部精神医学教室

学生になると，自分が下痢をしやすいことで，放屁により周囲の人に迷惑をかけると思うようになった。次第に，同級生との接触を避けるようになった。15歳時には母親の視線も気になりだし，母親とも会話をしなくなった。

16歳時，高校に入学したが，中学生時代と同様に，自分の放屁により周囲の人に迷惑をかけているとの思いが強かった。常に同級生に臭いと言われたり，態度で示されていると感じていたという。同級生との接触はほとんどないまま，2カ月で不登校となり中退した。高校中退後は予備校に通っていたが，常に出入口のそばに着席し，放屁による臭いで迷惑がかからない場所を選ぶようにしていた。予備校も他者との交流はなく，1年足らずで通学をやめ，17歳時より自宅に閉居するようになった。

18歳時より，「窓が閉まっているか」「服のボタンがかかっているか」などを何度も確認することが目立ちだした。以降，自らの行動を何度も確認しながら行うようになった。両親の視線は相変わらず気になり，会話はせず，視線を合わせることも避けていた。

20歳時より，自分が汚れているせいで，家族に迷惑をかけると強く思うようになり，入浴，排便後の手洗いに数時間かけるようになった。その後，入浴に時間がかかりすぎることで家族に迷惑をかけると，入浴をしなくなった。家族を汚さないため両足をビニール袋で覆い，ちり紙や，特定のマットの上で過ごし，その上で睡眠もとるようになっていた。

X年2月（23歳時）に，S病院精神科を初診となった。初診医が臨床心理士との面接を勧めたが，「監視されており，ビデオに撮られる」と面接を拒否をした。Sulpiride 150mg/日より開始したが，強迫行為や被注察念慮の改善を認めないため，fluvoxamine 75mg/日を追加投与した。しかし，症状の改善を認めないため，fluvoxamineをclomipramine 30mg/日に変更した。その後も，症状の改善を認めないため，同年4月，同科に入院となった。

入院時症状として，被注察念慮，自分は汚れているという妄想，妄想知覚，排便後の手洗いを何度も行う強迫行為，情動の平板化，会話の自発性・流暢性の低下，反応の鈍さなどを認めた。両足ともビニールで覆ったまま正座していたため，下腿以下は浮腫と皮膚の変色を認めた。Y‐BOCS得点は23点であった。図5-1に示したように，haloperidolを2mg/日から開始し，clomipramineを中止した。その後，haloperidolを9mg/日まで増量していっ

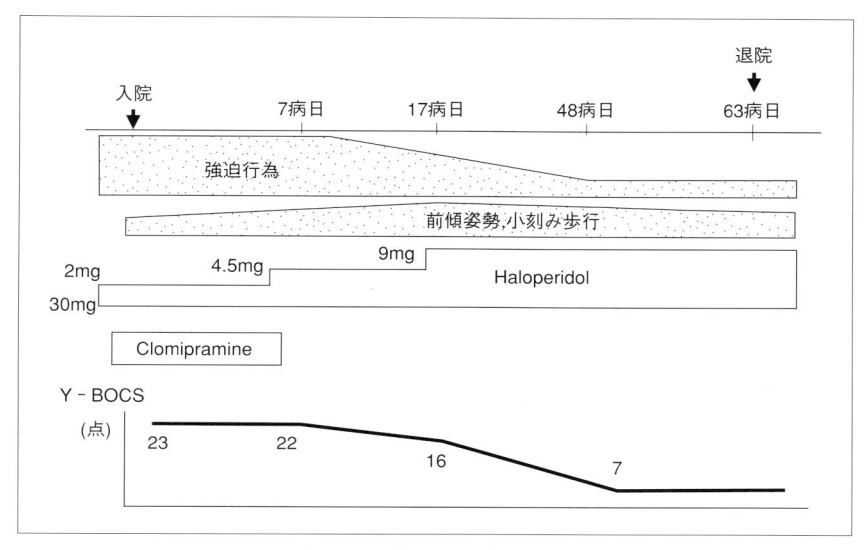

図5-1 症例1 入院後経過

た。増量途中より，次第に強迫行為の改善が認められるとともに，被注察念慮，自分が汚れているという妄想が目立たなくなった。第58病日目には，母親と会話をするようになった。しかし，父親との会話はできないままであった。次第に，前傾姿勢，動作緩慢，小刻み歩行が目立ちだしたため，biperidenを6mg/日まで増量した。多少の錐体外路症状を認めたが，2回の外泊時，入浴時間が30分程度に短くなったので，第63病日に退院となった。退院時のY‐BOCS得点は7点であった。

## 2 症例2

【症例】20歳，男性。
【診断】精神分裂病，解体型（DSM-Ⅳ）[1]
【既往歴・家族歴】特記事項なし。
【病前性格】元来，内向的で，非社交的な性格であった。
【生活歴・現病歴】
　中学3年生（15歳）の2学期より，急に集中力が低下し，上位であった成績が急速に低下した。何とか推薦入学で高校に入学し，休まずに通学してい

たが，友人との接触は全くなく，いつも無気力な様子で，学校と自宅を往復するのみの生活であった。成績は終始下位であった。X年4月（19歳時）に，1浪後大学に入学した。入学後も，同級生との交流はほとんどなかった。同年の5月に突然，「大学に行く準備ができていない」と言い，不登校となった。理由を尋ねてもまとまりのないことを述べ，一貫していなかった。自宅にて無為自閉的に過ごし，「自分の思いどおりにならないから食べられない」と食事を拒否するようになった。近医（内科）を受診したが，身体的に異常を認められなかった。この頃より，手洗い，排便，入浴に数時間かかるようになった。同年6月には，自らのすべての行動について，「どのくらいすればいいのか」と周囲に執拗に確認を求めるようになった。さらに，トイレをのぞかれていると思い込み，「トイレをのぞいていないか」と，近所の家を尋ね歩いたりした。

同年9月に同院同科を初診となった。ボーッとした表情で，反応は鈍く，思考抑制，思考途絶を認めた。自らのすべての行動について周囲に何度も確認する強迫行為は，常に一方的で，疎通性の障害を示した。注目する内容は，まとまりを欠き浮動的であった。情動の平板化，会話の自発性・流暢性の欠如，意欲発動性の障害，トイレを誰かにのぞかれているという注察妄想が認められたため，risperidone 3mg/日を開始した。しかし，強迫的確認行為は全く改善せず，家庭介護困難となったため，同月同科に入院となった。

入院後は，医療スタッフをつかまえては何度も一方的に確認のための質問をし，疎通性の障害が強く，Y‐BOCSの施行も不可能であった。手洗いの強迫行為があったが，行為そのものの一貫性はなく，行動にまとまりを欠いていた。トイレをのぞかれていると訴えながらも，排便は普通にトイレで行えていた。Risperidoneを6mg/日まで増量したが，症状の改善は認められず，むしろ，流涎，四肢の筋強剛などの錐体外路症状の悪化をみるのみであった。このため，risperidoneを減量中止し，fluvoxamineを25mg/日より開始した。陰性症状の増悪は認めず，同薬の増薬につれ強迫行為の改善が認められた。また，錐体外路症状は，risperidone減量中止により改善した。第60病日目のY‐BOCSは，11点であった（図5-2）。

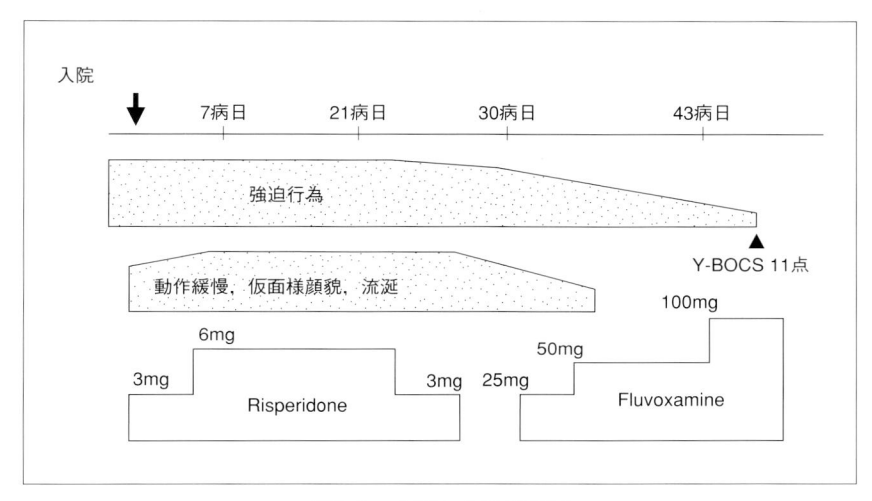

図5-2　症例2入院後経過

## III　考　察

　今回報告した2症例は，いずれも，思春期に発病した精神分裂病，解体型と考えられた。症状は，いわゆる陰性症状（情動平板化，思考内容の貧困さ，社会的・情動的引きこもり，会話の自発性・流暢性の低下，意欲発動性の欠如）が主体で，2例とも明確な幻覚や緊張病性興奮・昏迷を認めなかった。特に症例2は，発病の時期をX年4月（19歳時）と仮定すると，OCDとの鑑別に迷ったが，陰性症状と思考途絶を認めたこと，ロールシャッハテストに固執反応，意味の喪失した反応，エッジングがみられた点などから，実際には，もっと古い発病の分裂病であると判断した。いずれの症例も，相当期間の分裂病の陰性症状主体の時期を経た後に，強迫症状が出現し，強迫症状自体が医療機関につながる契機となった。

　中川ら[5]は，分裂病と強迫症の関連をその時間系列上の出現パターンから，いくつかの型に分類した。その分類に，この2症例を当てはめてみると，症例1は，II型（強迫症状と分裂病症状と並行して存続）で，症例2がIV型（終始，強迫症状が前景に出現しているが，社会適応性が極端に悪化）とな

るだろうか。中川ら[5]によれば、Ⅱ型の強迫症状の特徴は、単調で不合理性の自覚や抵抗がなく、感情および知的洞察が困難であり、同時にSchneiderの第一級症状を示し、思春期に発病し、早期に人格荒廃にいたっていたという。Ⅳ型の強迫症状は、形式に多彩性があり、経過中次第に引きこもり、陰性症状が目立ちだし、社会適応性が極端に悪くなり、長期に経過を観察してもSchneiderの第一級症状は認めず、強迫症状がその発現を抑制している印象であったという。それぞれに、2症例の特徴を言い得ているが、症例1は、妄想への批判力はないものの、強迫症状に対する洞察、批判力を比較的維持し、その不合理性に対する苦痛を感じていた点がⅡ型とは異なっている。それに対し、症例2の強迫症状は、常同的思考と行為といえ、批判力を全く欠いた状態で繰り返されていた。中川ら[5]は、いずれの群も転帰不良であったと報告した。

　Bermanら[2]は、102例の慢性分裂病のうち25％が強迫症状を有し、強迫症状を有していた群は、有していなかった群と比較して、有意に早期に発病しており、入院期間が長く、生活の機能レベルが低かったと報告した。Lysakerら[4]は、強迫観念と強迫行為のある分裂病は、それらがない分裂病と比較して、PANSSの陽性症状と情緒不安定項目が有意に高く、実行能力を測定するWisconsin Card Scoring Testが低い傾向を認めたと報告した。さらに、強迫行為のあるなしで比較したところ、強迫行為のあるほうが、有意にPANSSの陽性症状、陰性症状得点が高かったと報告した。いずれにしても、分裂病にOCDが併存すると、症状は重症でしかも転帰不良であるという報告が多い。

　また、Krugerら[3]は、76人の分裂病患者のうち15.6％がOCDの診断を満たし、OCD群は非OCD群と比較して、有意に錐体外路症状やカタトニー症状評価尺度得点が高く、BPRSの不安、罪責感、衒奇症と不自然な姿勢得点が高かったと報告した。錐体外路症状が強いためか、抗精神病薬のchlorpromazine換算量は、OCD群のほうが有意に低く、従来の抗精神病薬より新規抗精神病薬が有意に多く使用されており、SSRIやベンゾジアゼピン系抗不安薬が多く併用されていた。本報告の2例とも、抗精神病薬により錐体外路症状が出現しやすく、Krugerら[3]の指摘と一致した。

　薬物反応性においては、2症例は全く異なり、症例1は抗精神病薬、症例2

はSSRIがほぼ単剤で強迫行為に効果があった。それは、症例1の強迫行為の根底には、比較的明確な自己臭妄想、関係妄想、妄想知覚が認められたのに対し、症例2の強迫行為は、常同的思考や意志の障害の延長上にある繰り返し行動と考えられたことによる違いかもしれない。2症例ともに、強迫行為は改善したものの、決して社会機能レベルが上昇するまでには至らなかった。現在、強迫症状をもつ分裂病に、抗精神病薬とSSRIの併用[6]が積極的に試みられているが、症例2は、SSRI単剤で、第91病日に退院し、本稿執筆段階では自宅にて確認行為もそれほど目立たないまま経過している。しかし、閉居し無為に過ごしているのは変わりない。今後、どのような経過で、抗精神病薬の併用が必要となるのか注意深く見守っていきたい。

■文　献

1) American Psychiatric Association：Diagnostic and Statistical Manual of Mental Disorders, Ⅳ ed. American Psychiatric Press, Washington, DC, 1994.
2) Berman,I., Kalinowski,A., Berman,S.M. et al.：Obsessive and compulsive symptoms in chronic schizophrenia. Compr.Psychiatry, 36；6-10, 1995.
3) Kruger,S., Braunig,P., Hoffler,J. et al.：Prevalence of obsessive-compulsive disorder in schizophrenia and significance of motor symptoms. J.Neuropsychiatry Clin.Neurosci., 12；16-21, 2000.
4) Lysaker,P.L., Marks,K.A., Picone,J.B. et al.：Obsessive and compulsive symptoms in schizophrenia. Clinical and neurocognitive correlates. J.Nerv.Ment.Dis., 188；78-83, 2000.
5) 中川東夫, 榎戸芙佐子, 高木哲朗ほか：強迫症状と精神分裂病症状との関係－時間系列に基づく分類の試み－. 臨床精神医学, 27；1537-1545, 1998.
6) Poyurovsky,M., Isakov,V., Hromnikov,S. et al.：Fluvoxamine treatment of obsessive-compulsive symptoms in schizophrenic patients：an add-on open study. Int.Clin.Psychopharmacol., 14；95-100, 1999.

# 6

## 精神分裂病に伴う強迫症状に対するfluvoxamineの使用経験

佐々木 幸哉[*]　朝倉 聡[*]　北川 信樹[*]
久住 一郎[*]　傳田 健三[*]　小山 司[*]

## I　はじめに

　精神分裂病に伴う強迫症状の病態学的位置づけには未だ定説がなく，治療法も確立していない。今回，我々は，強迫症状を伴う精神分裂病の3症例に対して，選択的セロトニン再取り込み阻害薬（SSRI）であるfluvoxamineの使用を試みたので報告する。

## II　症　例

### 1　症例1

【症例】22歳（初診時），女性。
【既往歴】
　小学3年生時に確認行為が，中学生時に抜毛症とチックが，認められていた時期がある。
【遺伝歴】父親の妹に他院精神科通院歴がある（詳細不明）。
【現病歴】
　X－1年12月（21歳時），知人と仲違いし，顔を合わせるのを負担に感じるようになった。その人物と会合で同席したり，その人物が触れた物に触れたりすると「呪われてしまう」ように思え，その不安を払拭するために頻回

---

[*]北海道大学大学院医学研究科精神医学分野

に手を洗うようになった。本や新聞を3行読むごとに元に戻る、カーテンの開閉を気がすむまで繰り返す、といった儀式的行為もみられるようになった。

　X年2月（22歳時）、アルバイト先の同僚が前述の苦手な人物に似ているように思え、やがてその人物が変装をし、偽名を使って自分に嫌がらせをしにきたのだと確信するようになった。被害妄想、幻聴、思考伝播も出現したため、同年4月、北海道大学医学部附属病院精神科神経科（以下、「当科」）を初診し、精神分裂病の疑いで治療が開始された。Mosapramineの服用により異常体験は消褪したが、意欲の低下があり、自閉的な生活を送るようになった。強迫症状には変化はなく、Y-BOCSによる評価は17点だった。抗精神病薬がrisperidoneに変更されたところ、活動性の改善がみられるようになった。強迫症状に対してX＋1年5月よりfluvoxamineが開始され、200mg/dayまで増量された。強迫症状はY-BOCS上3点まで改善し、日常生活上ほとんど支障にならなくなった。

## 2　症例2

**【症例】** 46歳（初診時）、女性。

**【既往歴】**

　20歳時から、確認行為と洗浄強迫がみられていた。22歳時、突然呼吸苦が出現したことがあり、いつまた同じ状態になるかと思うと不安で、次第に外出できなくなり、28歳時には仕事も辞めて閉居するようになった。

**【家族歴】** 兄が精神分裂病で他院通院中。

**【現病歴】**

　Y－1年8月（45歳時）、被害妄想と対話性の幻聴、妄想気分が出現したため、近医精神科を受診した。精神分裂病の疑いで抗精神病薬を処方され、異常体験は消褪したが、眠気と倦怠感が自覚されるようになった。このため希望して、Y年8月28日（46歳時）、当科初診となった。この時点においても強迫症状は持続しており、Y-BOCSによる評価は12点であった。前医と同内容の薬物療法が継続されたが、副作用の訴えが強かったため、抗精神病薬はrisperidone 2mg/dayに変更された。眠気と倦怠感は軽減し、異常体験の再発もみられなかったが、強迫症状には変化はみられなかった。Y＋2年4月から、強迫行為に対してfluvoxamineが開始され、150mg/dayまで増量された

が，強迫症状に変化はなく，現在に至るまで自閉的な生活を続けている。

## 3 症例3
【症例】22歳（初診時），男性。
【家族歴】父の従兄弟が他院精神科に長期入院中（詳細不明）。
【現病歴】
　高校入学後，「自分の仕草が周りの人に不快な感じを与えている」ように思え，外出するのが辛くなった。このためZ－6年11月（16歳時），近医神経科クリニックを受診し，「思春期妄想症」の診断でlorazepam，nortriptylineが処方されたが症状の改善はなく，やがて関係念慮が拡大し，妄想気分が出現，思考伝播を思わせる訴えも聞かれるようになり，高校卒業後は閉居していた。Z年10月8日，当科を受診し，精神分裂病の診断でrisperidoneの処方が開始された。接触性，対人緊張に改善がみられたが，Z＋1年4月頃（23歳時）より，手洗いや確認行為が出現した。この時点で強迫性障害の診断基準を満たしており，Y-BOCSによる評価は18点であった。Z＋1年7月よりfluvoxamineが追加され，200mg/dayまで増量されたところ，Y-BOCS上9点までの強迫症状の改善が得られた。現在はアルバイト中心の生活を送っている。

## III 考　　察

　表6-1に，過去の研究によって示されている精神分裂病における強迫性障害または強迫症状の合併率を呈示する。操作的診断基準，構造的面接法を用いた近年の研究では，精神分裂病に強迫性障害が合併する率は15.8～25.0%[4,9]，強迫症状にまで範囲を広げると12.9～46.7%[1,2,3]と，かつて考えられていたよりはるかに高率であることが明らかになっている。また，強迫症状を伴う精神分裂病患者は，強迫症状を伴わない精神分裂病患者に比べて予後が不良であることが知られるようになるにつれ，こうした患者に対する治療法確立の必要性が強調されるようになってきている。以下に，精神分裂病にみられる強迫症状の治療について文献的な考察を行い，自験例につき検討する。

表6-1 精神分裂病における強迫性障害または強迫症状の合併に関する過去の報告

Schizophrenia with OCD

| 報告者<br>(報告年次) | 対象<br>症例数 | 強迫性障害の<br>合併率 (%) | 精神分裂病の<br>診断基準 | 強迫性障害の<br>診断基準 |
|---|---|---|---|---|
| Tibbo, et al. (2000) | 52 | 25.0 | DSM-Ⅳ (SCID-Ⅳ) | DSM-Ⅳ (SCID-Ⅳ) |
| Krüger, et al. (2000) | 76 | 15.8 | DSM-Ⅲ-R | SCID* |

Schizophrenia with OC-symptom

| 報告者<br>(報告年次) | 対象<br>症例数 | 強迫症状の<br>合併率 (%) | 精神分裂病の<br>診断基準 | 強迫症状の<br>診断基準 |
|---|---|---|---|---|
| Fenton, et al. (1986) | 163 | 12.9 | DSM-Ⅲ | DSM-Ⅲ |
| Berman, et al. (1995) | 102 | 24.5 | DSM-Ⅲ-R | — |
| Berman, et al. (1998) | 30 | 46.7 | DSM-Ⅲ-R | Y-BOCS checklist |
| Rosen (1956) | 848 | 3.5 | — | — |

＊SCID-Ⅳ：Structured Clinical Interview for DSM-Ⅳ

## 1 精神分裂病に伴う強迫症状に対するSSRIの効果

表6-2に，精神分裂病に伴う強迫症状に対するセロトニン再取り込み阻害薬（SSRI）の効果を，対照群を設け，二重盲検法によって検討した2報告[2,6)]

表6-2 精神分裂病に伴う強迫症状に対するセロトニン再取り込み阻害薬の使用報告例

Clomipramine

| 報告者<br>(報告年次) | 対象<br>症例数 | 服薬<br>期間 | mean Y-BOCS score change | 研究の<br>デザイン |
|---|---|---|---|---|
| Berman, et al.<br>(1995) | 6 (clomipramine/neuroleptic)<br>6 (placebo/neuroleptic) | 6weeks | 22.4→13.7 (−38.8%)<br>26.1→24.3 (−6.9%) | double-blind<br>crossover study |

Fluvoxamine

| 報告者<br>(報告年次) | 対象<br>症例数 | 服薬<br>期間 | mean Y-BOCS score change | 研究の<br>デザイン |
|---|---|---|---|---|
| Reznik, et al.<br>(2000) | 14 (fluvoxamine/neuroleptic)<br>16 (neuroleptic only) | 8weeks | 27.18→19.18 (−29.4%)<br>26.06→22.43 (−13.9%) | randomized<br>controlled trial |

の概要を呈示する。これらの研究においては，それぞれclomipramineもしくはfluvoxamineと抗精神病薬の併用療法を行った群において，抗精神病薬単独での治療を行った群よりも有意なY-BOCS得点の改善が得られたという結果が示されている。この他にも多くのオープン試験が行われており，SSRIが精神分裂病に伴う強迫症状に対しても一定の効果を有することが強調されているが，精神分裂病症状の悪化のためにSSRIの使用を持続できない症例が少なからぬ数で存在することが報告されており，その点は注意が必要であると思われる。

## 2　強迫症状と非定型抗精神病薬の関係

近年，精神分裂病における強迫症状が注目を集めている一因として，risperidoneやclozapineといった非定型抗精神病薬の使用開始後に強迫症状が出現または増悪したとする報告が相次いでいることがあげられる[8]。しかしこれらはすべて症例報告であり，非定型抗精神病薬の使用によって強迫症状が増悪・出現することを適切なデザインで示した研究は現在までのところ行われていない。強迫症状を伴う精神分裂病症例に対して非定型抗精神病薬が有効であったとする報告[10]もあり，非定型抗精神病薬と強迫症状との関係は単純ではないことがうかがわれる。

Krügerら[4]は，強迫性障害を合併する精神分裂病症例群と合併しない症例群とを比較し，合併群では，"motor symptom"の指標となる複数の評価尺度の得点が有意に高かったことを示し，合併群では錐体外路系副作用に脆弱性を有する可能性があることに言及したうえで，こうした症例群における非定型抗精神病薬の有用性を強調している。また，抗精神病薬とSSRIの併用によって錐体外路系副作用が相加的に増強する可能性が示唆されている[5]ことからも，強迫症状を伴う精神分裂病患者に対して用いる抗精神病薬としては，錐体外路系副作用発生の可能性が低い薬剤を選択すべきであると考えられる。

## 3　自験例の検討

3症例ともに，精神分裂病症状に対してはrisperidoneが奏効した。併存していた強迫症状に対してfluvoxamineが追加投与され，症例1と3で有効，症

例2で無効という結果が得られた。3症例ともにfluvoxamineの開始後に精神分裂病症状や錐体外路系副作用の悪化を疑わせる訴えは聞かれていない。

　症例3では，因果関係は不明だが，risperidoneの使用開始後に強迫症状が出現している。この強迫症状に対してもfluvoxamineは有効であった。陰性症状が問題の中心を占めるような精神分裂病症例に対して行いうる薬物療法的なアプローチは限られており，本邦で唯一の非定型抗精神病薬であるrisperidoneは有用性が高い薬剤である。Risperidoneの副作用として強迫症状が出現しうるのであれば，それは同薬の使用継続を妨げうる重要な問題だが，SSRIの併用によって対処できるのならば，一部の症例にとっては福音となりうると思われる。

# IV　まとめ

　精神分裂病に伴う強迫症状に対して，risperidoneとfluvoxamineの併用療法を試みた自験例3例を報告した。3例中2例で有効，1例で無効という結果を得た。抗精神病薬とSSRIの併用によって精神分裂病症状や錐体外路系副作用が増悪する可能性が指摘されているが，自験例では，fluvoxamineの追加後も精神分裂病症状，錐体外路系副作用の悪化はみられなかった。

### ■文　献

1) Berman,I., Merson, A., Viegner,B. et al.：Obsessions and compulsions as a distinct cluster of symptoms in schizophrenia: A neuropsychological study. J.Nerv.Ment.Dis., 186；150-156, 1998.
2) Berman,I., Sapers,B.L., Chang, H.H.J. et al.：Treatment of obsessive-compulsive symptoms in schizophrenic patients with clomipramine. J.Clin.Psychopharmacol., 15；206-210，1995.
3) Fenton,W.S., Mcglashan,T.H.：The prognostic significance of obsessive-compulsive symptoms in schizophrenia. Am.J.Psychiatry, 143；437-441, 1986.
4) Krüger,S., Braunig,P., Hoffler,J. et al.：Prevalence of obsessive-compulsive disorder in schizophrenia and significance of motor symptoms. J. Neuropsychiatry Clin. Neurosci., 12；16-24, 2000.

5) Leo,R.J.：Movement disorders associated with the serotonin selective reuptake inhibitors. J.Clin.Psychiatry, 57 ; 449-454, 1996.
6) Reznik,I., Sirota,P.：Obsessive and compulsive symptoms in schizophrenia：A randomized controlled trial with fluvoxamine and neuroleptics. J. Clin. Psychopharmacol., 20 ; 410-416, 2000.
7) Rosen,I.：The clinical significance of obsessions in schizophrenia. J.Ment.Sci., 103 ; 773-785, 1956.
8) Tibbo,P., Warneke,L.：Obsessive-compulsive disorder in schizophrenia： epidemiologic and biologic overlap. Journal of Psychiatry and Neuroscience, 24 ; 15-24, 1999.
9) Tibbo,P., Kroetsch,P., Chue,P.et al.：Obsessive-compulsive disorder in schizophrenia. Journal of Psychiatric Research, 34 ; 139-146, 2000.
10) 山下千代，水野雅文，村上雅明ほか：精神分裂病における強迫症状にrisperidoneが奏効した1症例．精神科治療学，15；665-669，2000.

# 7

# 前部帯状回皮質の局所脳血流量増加を認めたOCDの1例

高橋 克朗[*]　山崎 篤[*]　伊東 勉[*]
嶋長 正樹[*]　藤丸 浩輔[**]　中根 允文[**]

## I　はじめに

　前部帯状回皮質（anterior cingulate cortex：ACC）は以前より強迫性障害（obsessive-compulsive disorder：OCD）との関連が指摘されてきたが，眼窩前頭皮質ほどは関心を集めなかった。ところが最近，OCD患者が症状にともなって体験する侵入的で無意味かつ不合理であるとの情動感覚，すなわち自我異和感の神経基盤となりうるようなACCと葛藤との関係が示唆され，さらにはACCの機能こそOCDの神経基盤そのものであるとの仮説が現れるなど，OCDとACCとの関係が改めて関心を呼んでいる。

　今回，著者らはSPECTを用いた機能的画像検査にてACCの血流増加を認め，薬物治療による症状改善後同部の局所脳血流が正常化したOCD症例を経験したので，OCDの神経基盤としてのACCについて考察する。

## II　症　例

【症例】25歳，男性，高校中退，無職。
【家族歴・遺伝歴】特記すべきことはない。
【既往歴】5歳時，完全型内臓逆位を指摘されている。幼少時は手のかからな

---

[*]国立長崎中央病院精神科
[**]長崎大学医学部精神神経科

い子どもであったという。

【病歴】
　9歳時川崎病の診断を受け，その後より苛立ちが強くなる。母親からもらったあんパンを「こんなにおいしく食べていいのかなあ」と自問自答したり，漢字の形が気に入るまで何度も宿題を書き直したりする詮索癖・反復書字が出現。中学から高校にかけては額縁の角や升目の数をかぞえるといった強迫行動を呈する。17歳時，腕に筋肉がつくのを嫌って一時期全く手を使わなくなる。18歳時には，過度の体重減少のため「摂食障害」の診断で当科に1カ月間入院。24歳時，眠気を主訴に某内科を受診した際，「人に会うのが億劫」などと訴えたためうつ病を疑われ，当科紹介となる。問診の結果，以下のような強迫表象・儀式行動が判明しOCDと診断される。

① 強迫表象の例——テレビでみた人のものの言い方・見方がパッと思い出されて，同じ言い方をしてしまう。TV番組の出場者の考えや感情が自分に乗り移ったみたいに，他人の考えや気持ちでTVをみなければならなくなる。真剣にならなければならないときに，性的な内容のイメージが頭に浮かんでくるのではないかと，不安が強まる。

② 儀式の例——10代の後半から歯磨き，入浴時の体の洗い方に順序を決め，間違ったらそう思ったところからやり直すようになる。

【検査所見】
　強迫症状の内容・重症度を知るために行ったMaudsley obsessional-compulsive inventory（MOCI）[4]およびYeal-Brown obsessive-compulsive

表7-1 症例の前頭葉機能検査成績

| | | |
|---|---|---|
| WCST | Category | 11 |
| | Perseverative error | 12 |
| Stroop Test | Error | 2.33 |
| | Time | 30.2sec |
| Tower of Hanoi | 3 pegs | 8 movement （7）* |
| | 4 pegs | 32 movement （15） |
| | 5 pegs | 109 movement （31） |

＊minimum movements

score (Y-BOCS) は各々23/30, 28 (強迫観念17, 強迫行為11) と多彩かつ重度であったが, 自我異和性は保持されていた。前頭葉機能を評価するための認知機能検査として, 心的構えの転換機能をみるWisconsin Card Sorting Test (WCST), 抑制コントロール機能をみるColor Stroop Test, 実行機能をみるTower of Hanoiを施行し, 表7-1に示す結果が得られた。脳画像検査としてMRIおよび$^{99m}$Tc-HMPAO SPECTを施行したが, 前者は異常所見なく, 後者に関しては治療前に前部帯状回を含む前頭葉内側領域および大脳基底核・視床領域の局所脳血流量の異常高値を認めた (図7-1)。なお, soft neurological singとして顔面チックが観察されたが, 他に神経学的所見はみられなかった。

【治療経過】

抗強迫剤fluvoxamine 25mgより治療開始し300mgまで増量したが, 効果不十分であったため, sulpiride 400mgを併用。約6カ月を経過した頃にはほぼ

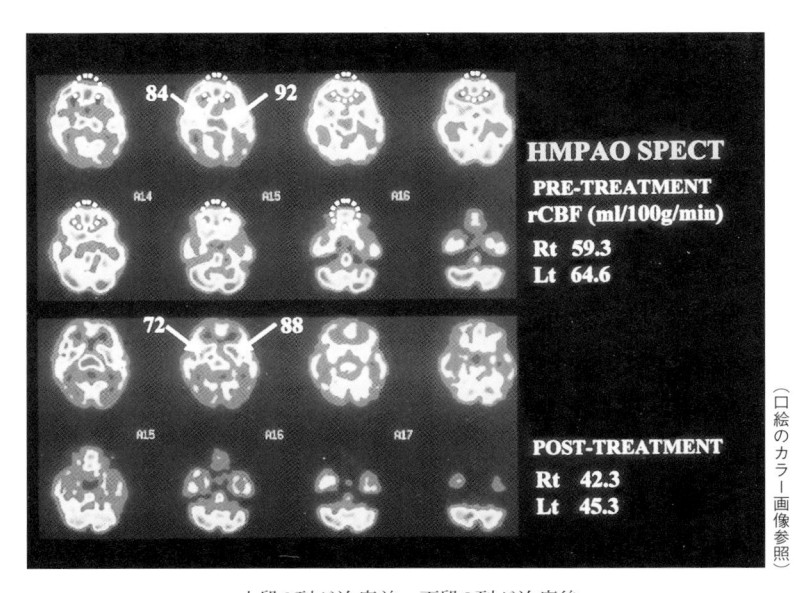

上段2列が治療前, 下段2列が治療後
破線部分:前部帯状回領域　　矢印部分:大脳基底核

図7-1　症例の$^{99m}$Tc-HMPAO SPECT所見

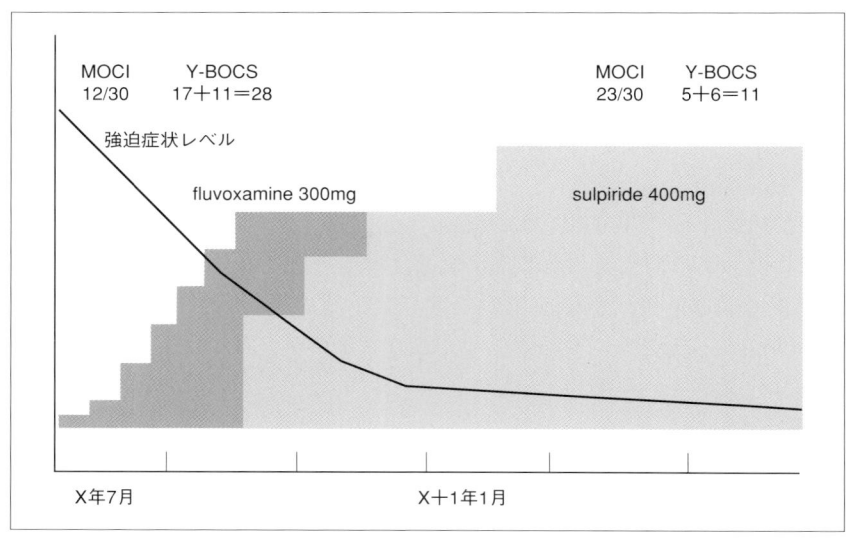

```
MOCI      Y-BOCS                    MOCI      Y-BOCS
12/30     17+11=28                  23/30     5+6=11
強迫症状レベル
              fluvoxamine 300mg              sulpiride 400mg

X年7月                              X+1年1月
```

図7-2　症例の治療経過

寛解状態となり，MOCI 12/30，Y-BOCS 11（強迫観念5，強迫行為6）とともに正常範囲まで低下（図7-2）。また，治療後に施行したSPECTでも前部帯状回領域の局所脳血流量は正常化した（図7-1）。

## III 考　察

本例は強迫表象・儀式行動を主症状とするOCDの小児期発症例である。川崎病罹患後まもなくの発症であることや，拒食症と診断されるほどの摂食・体重増加の忌避，葛藤の強さや実行機能障害の客観的指標であるStroop Test，Tower of Hanoiにおける高いエラー度など，患者はいくつかの特徴を有するが，なかでも興味深い所見は治療前後における前部帯状回領域の局所脳血流量の変化である。以下，この点について若干の考察を試みたい。

前部帯状回皮質（ACC）は以前よりOCDとの関連が示唆されてきた。同部に焦点を有するてんかん患者にOCDが出現したとの報告や，難治なOCDの外科的治療としてCingulotomyが有効であることなどがそれである[5]。Rapoportら[8]はすでに10年以上も前からACCを基盤とするOCDの神経モデ

ルを提唱している。機能的画像検査を用いたOCD研究においても，少数ながら自験例と同様の所見が得られてもいる[7]。したがって，Cummingsら[2]が前頭葉皮質下回路のなかで外側眼窩前頭皮質回路とならんで前部帯状回皮質回路をもOCD回路としたのは当然といえる。

さらに最近Botvinickら[1]がACCは情報処理における葛藤のモニタリングを行っているとの実験結果を報告したことから，自我異和性を保持するOCD患者が強迫症状に伴って体験する侵入的で無意味かつ不合理であるとの情動感覚にACCが関与している可能性が生じてきた。そしてより直截に，Grayら[3]は強迫の神経基盤がACCそのものであるとの仮説を提唱し，「強迫」はヒトを含めた動物の防衛システムが生み出す不安よりも高度な情動感覚であることを主張する。すなわち，強迫とは回避可能な状況における検出不能な潜在的脅威の対象へ接近する際に動物が知覚する認知機能を含む高度な情動であり（ネコの臭いを感じたラットやよちよち歩きの子どもを連れた母親の行動にたとえられる），ACCがそれに関与するという。Grayらは，脅威となるような刺激の不在にもかかわらず強迫の情動知覚を生じる結果，客観的には存在しない条件課題（手洗いや確認行為）を修正できず，不適切な行動を無慈悲にも反復する（課題終了信号のフィードバックが欠如）のがOCDであると述べている[3]。

これらの最近の学説に従うならば，自験例のACCで観察された治療前の局所脳血流の増加と治療後のその正常化は，同部の過剰活動が強迫症状に伴う強い葛藤の反映，ないしは重度の強迫症状の原因そのもの，あるいはその両者であることを意味しているのかもしれない。情動脳（辺縁系）から理性脳（前頭前野）への進化の過程で，後者が情動脳の一部であるACCから発展した[5]ことを考えれば，OCDにACCが深い関わりをもつとの説は人間の行動を解明するうえで大いに示唆的である。

## IV まとめ

治療前のSPECTを用いた局所脳血流検査で前部帯状回領域の血流増加を認め，治療後にそれが正常化したOCDの1例を報告した。この所見から前部帯状回の過活動が強い葛藤の反映であると同時に重度の強迫症状の原因であ

る可能性があることを述べた。

■文　献

1) Botvinick,M., Nystrom,L.E., Fissell,K. et al.：Conflict monitoring versus selection-for-action in anterior cingulate cortex. Nature, 40；179-181, 1999.
2) Chow,T.W., Cummings,J.L.：Frontal-subcortical circuits. In：(ed.), Miller,B.L., Cummings,J.L. The Human Frontal Lobes. Function and Disorder. Guilford Press, New York, p.3-26, 1999.
3) Gray, J.A., McNaughton,N.：The Neuropsychology of Anxiety, 2nd ed., Oxford University Press, Oxford, 2000.
4) Hodgson,R.J., Rachman,S.：Obsessional-compulsive complaints. Behav. Res. Ther., 15；389-395, 1977.
5) MacLean,P.D.：Brain evolution relating to family, play and the separation call. Arch.Gen.Psychiatry, 42；405-417, 1985.
6) Mega,M.S., Cummings,J.L.：The cingulate and cingulate syndromes. In：(ed.), Trimble,M.R., Cummings,J.L. Contemporary Behavioral Neurology. Butterworth-Heinemann, Boston, p.189-214, 1997.
7) 高橋克朗：OCDの原因．上島国利編：SSRI最前線 No.3 SSRIとOCD．ライフ・サイエンス，東京, p.52-63, 1999.
8) Wise,S.P., Rapoport,J.L.：Obsessive-compulsive disorder：Is it basal ganglia dysfunction? In：(ed.), Rapoport,J.L. Obsessive-Compulsive Disorder in Children & Adolescents. American Psychiatric Press, Washington, D. C., p.327-344, 1989.

# 8

# Fluvoxamine，clomipramine併用が有効であった長期経過のOCD症例

嘉納 明子[*]　田中 朋子[*]　吉邨 善孝[*]　宮岡 等[*]

## I　はじめに

　強迫性障害（obsessive-compulsive disorder：OCD）は治療に抵抗し，慢性的な経過をたどる疾患である。OCDに対する薬物療法の治療効果では，約半数に反応がみられるにすぎず，多くのOCD患者では薬物療法を受けても症状が遷延する。臨床場面では，薬物療法と心理療法や行動療法を併用し，症状の軽減に焦点を当てて治療を行うことが多い。今回我々は長期にわたって経過を観察し，薬物療法の工夫によって強迫症状が軽快した症例を報告し，OCD患者の薬物療法について若干の考察を行った。

## II　症　例

【症例】23歳，女性。
【生活歴】
　同胞2名中第2子次女。両親健在。生来健康。特に問題なく成長し，中学卒業までは無遅刻無欠席で成績は中程度であった。高校入学後は時々遅刻することが認められ，成績も下がった。短大を卒業後，ガス会社の事務の仕事に就き1年間勤務した。その後は自宅で過ごしていた。
【既往歴】特記事項なし。

---

[*]北里大学医学部精神科学教室

【家族歴】姉が抑うつ状態を呈し，他院に通院加療中。
【病前性格】几帳面で社交的。細かいことがいろいろ気になる。
【現病歴】（図8-1）

　X年3月（15歳時）：中学校の卒業式で「ここでおしっこが漏れたらみんなに笑われる」という考えが突然浮かび，そのことを非常に不安に感じて繰り返し同じことを気にするようになった。高校入学直後，トイレで服を汚して以来，臭いがとれないと手洗い行為が頻回となった。このため登校前に2時間手洗いをすることから，たびたび遅刻するようになった。

　X＋2年3月：上記症状と焦燥感が次第に増強したためA病院精神科を受診した。Trazodone 75mgを6カ月間投与し，軽快したため通院は中断した。

　X＋4年8月：再び「尿が漏れるのではないか，漏れたらみんなに笑われる」と不安感が増強し，乗り物に乗れず尿漏れパットを使用して外出していた。

　X＋5年：症状は残っていたが，自動車免許を取得し，短大卒業後ガス会社に事務職で就職した。ここで一旦通院を中断するが，前記の尿漏れに対する心配と「自分の仕事上の失敗のせいで，誰か死ぬのではないか」という強迫観念が増強し，12カ月後に退職となった。このためA病院を再受診，薬物

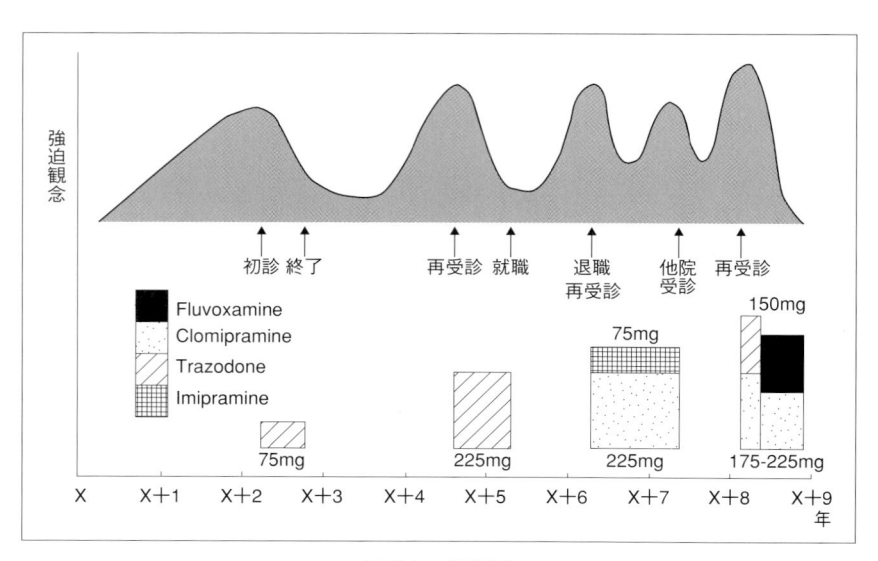

図8-1　経過図

治療を行ったが改善しなかった。

X＋7年4月：カウンセリングによる治療を希望し，他院へ転院した。

X＋8年2月：症状が悪化し，入院も考慮せざるを得ない状態となり，A病院再受診となった。このときは「昨年の秋にベンチの横に犬の糞が落ちていて，それを踏んだ人が切符売り場に行って，自分がずっとあとでその切符売り場で切符を落とした。だから自分の爪に糞がはさまっているのではないか」というような強迫観念が認められ，母親に対しこれらの強迫観念の内容を繰り返し確認していた。

X＋8年6月：Clomipramine 175mgとfluvoxamine 150mgの併用を開始した。

X＋8年8月：デイケアに参加できるようになり，通所開始。

X＋8年10月：強迫観念がほぼ消退。行動範囲が拡大し，就職活動を行っている。

## III 考　察

### 1　本症例における強迫症状の特徴

発症時は強迫洗手と，自分の行動に対する確認が主体であった。強迫観念の内容は「尿が漏れるかもしれない」「尿の臭いがする気がする」「尿がついて汚れたのではないか」「一度使ったタオルや石鹸は汚い」など不潔恐怖を中心とするものであった。時間の経過とともに，強迫行為よりも強迫観念が前面に出るようになった。X＋8年頃から自己または，他者を害することに関する思考（強迫観念）が症状の主体となった。その思考はある事柄を次々と関連づけて発展，物語のようになっていくものであった（例えば，自分が水虫の薬を足に塗ってプールサイドを歩いたので，床が滑りやすくなり，それを知らずに通った人が転んで頭を打って脳出血を起こし，死んでしまうのではないかなど）。そして，これらの内容が現実化するかどうかを繰り返し家族に確認していた。本人は同じことを何回も聞くことに苦痛は感じていたが，思考自体が病的であるという実感は薄かった。母親は患者の訴えを受け入れることができず，頭ごなしに否定し，かえって患者の不安を増強させていた。母親はこのことで苦悩し，情緒的に不安定な状態となっていた。以上

のような所見から本症例は，強迫観念を主体とし他者を巻き込んでいる強迫性障害と診断することができる。

## 2 薬物療法

現在の欧米でのOCDに対する薬物療法としては，serotonin -specific reuptake inhibitor（以下，SSRI）が第一選択薬となり，十分量を十分な期間用いることが提唱されている。それでも治療効果がみられなかった場合は，clonazepamやpimozideなどが付加され，強化療法が行われることになっている[1,2]。本症例の場合はセロトニンに対する薬理作用が期待できる薬物として，trazodoneが当初選択され，一時的に強迫症状が軽快し日常生活が送れていた。しかし症状は残存し，trazodoneによる薬物療法では限界があった。次にclomipramineを基剤としていくつかの薬物が併用され，治療上の工夫が行われた。このうちclomipramineにfluvoxamineを併用したときが最も有効であった。症状軽快後clomipramineの減量を試みたが，症状の悪化が認められたため併用を継続した。これは，fluvoxamine自体のOCDに対する治療効果が現れたとも考えられるが，fluvoxamineが三環系抗うつ薬の$\beta$受容体感受性低下を促進すると指摘されていることや[3]，三環系抗うつ薬の血漿濃度を上昇させるといった機序で抗うつ効果を増強させることと関係しているのではないかと推察される。しかし一症例からいえることではなく，さらなる症例の積み重ねと研究が待たれる。さらにOCDに対するclomipramineの強化療法として，SSRI併用の有効性についても検討すべきなのであろう。

## 3 心理療法の併用

OCDの軽症例に対しては，最初に心理療法や行動療法が試みられ，比較的重度の症例には心理療法と薬物療法が併用されることが多い。心理療法としては，認知一行動療法としての暴露反応妨害法や精神分析的精神療法や，森田療法などがあげられる。本症例では，薬物療法で症状が軽快してきたところで，デイケアへの参加を促した。これは，患者が一日中強迫観念の内容に支配され，確認行為を繰り返すことを，他に意識を向けることで防ぐ目的にて行った。デイケア参加により，強迫症状のために引きこもりがちであった生活態度は改善され，強迫観念の内容について考えるよりも，デイケアへ

適応することに注意を向けることに重点が移った。このことは，非現実的な不安を打ち消すために繰り返された確認行動を阻止する効用が得られた点で，行動療法としての意味合いをもつと考えられる。

### 4　強迫症状の推移

　平成X＋8年4月の時点では，診察場面で強迫観念の内容の確認を繰り返し行っていた。強迫観念に没頭していたため，訴えを受容し不安を解消するための保証を一貫して行わざるを得なかった。Clomipramineにfluvoxamineを併用し，4週間経過した頃より，家での確認行動には変化がなかったが，診察場面での確認回数が減少していった。そのため治療者の，現実の不安と想像上の不安を分け，想像上の不安に関しては保留するという助言を受け入れる努力をする余裕が生じてきた。これは薬物療法で強迫観念の根底にある不安感が軽減したためと考えられる。徐々に想像上の不安を保留することができるようになり，8週間経過した頃にデイケアを導入した。強迫観念から他に意識を分散させることによって，家での確認回数が減り母親も患者を受容できるようになっていった。このことにより強迫観念に伴う不安が確認行為を，確認行為がさらなる不安を生み出す悪循環過程を患者と共有することが可能となったといえる。デイケアに週5日通って16週間経過した頃，生活リズムが整い周囲との人間関係が安定し，強迫観念の内容に固執せずに過ごせるようになった。この頃には患者は「頭に何か引っかかっている気がするのですが，何と聞かれると答えられないんです。普通の人はこんなに毎日楽しいんですか」と話すようになった。

## Ⅳ　おわりに

　長期経過をたどるOCD症例に対しては，第1に抗うつ薬の選択，併用，強化療法などの薬物療法の工夫による不安の軽減を図ることが必要であり，第2に治療効果を高めるための心理療法や行動療法の併用が有用であったと考えられた。

■文　　献

1) Judd,F.K., Chua,P., Lynch,C. et al.: Fenfluramine augmentation of clomipramine treatment of obsessive compulsive disorder. Aust NZJ Psychiatr., 25(3); 412-414, 1991.
2) 久保田幹子，橋本和幸：強迫性障害．松下正明総編：臨床精神医学講座5 神経症性障害・ストレス関連障害．中山書店，東京，p.372-394，1997.
3) 大谷浩一，石崎高志：Pharmacokineticsとpharmacodynamicsから見たaugmentation therapyの問題点．精神科治療学，9（12）；1365-1370，1994.

# 9

# Fluvoxamineにclomipramineを併用したOCDの3症例
## −血中濃度の推移と症状変化について−

中村 充彦[*]　　平尾 直久[*]　　越野 好文[*]

## I　はじめに

　昨年よりわが国でも強迫性障害（obsessive-compulsive disorder：OCD）にfluvoxamineが用いられるようになり，治療効果をあげている。しかしながらfluvoxamineに反応しない症例も存在する。今回我々は，fluvoxamine単剤では症状改善が乏しかったOCD3症例についてclomipramineを追加投与し，血中濃度の推移と症状変化について検討した結果を報告する。

## II　対象と方法

　対象は金沢大学医学部附属病院神経科精神科に入院または外来通院中のOCD患者3例である。すべて患者の同意を得たうえで，図9-1に示すプロトコールにしたがってfluvoxamineとclomipramineを併用した。1日量150ないし200mgのfluvoxamineを服用後，少なくとも5週の間隔をおいて，clomipramineを1日10mgから追加した。その後fluvoxamineの投与量はそのままに，原則として1ないし2週間隔でclomipramineを10mgずつ増量し，clomipramineの血中濃度の推移とY-BOCS得点の変化および副作用発現の有無，心電図変化について検討した。Clomipramineとその代謝産物であるデスメチルクロミプラミン（以下，DCMP）の血中濃度は，島津社製高速液体

[*]金沢大学医学部神経精神医学教室

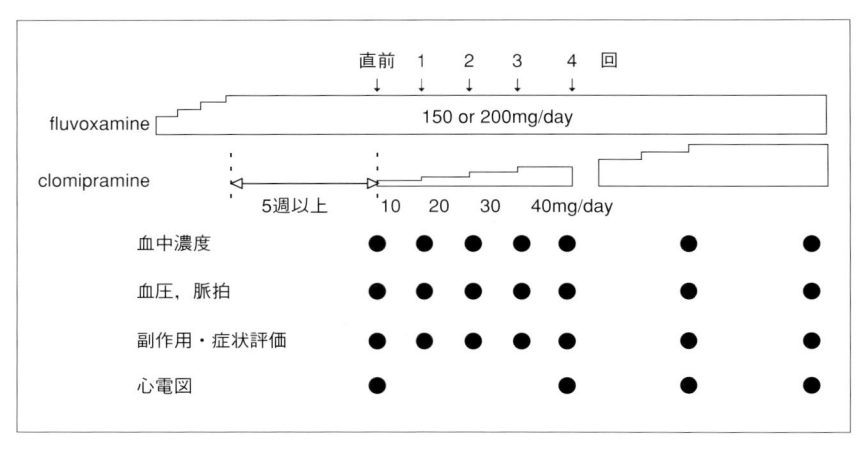

図9-1　fluvoxamineとclomipramineの併用方法

クロマトグラフィーシステムと東ソー株式会社製TSK-GEL ODS-80TMカラム（0.46×15cm）を用い，254nmの吸光度により定量した。

## Ⅲ　結　果

### 1　症例1

34歳，男性。初診時の時点で罹病期間は2年2カ月であり，主要症状は神を冒涜したのではないかという強迫観念と，それを振り払うために祈る強迫行為である。1日数時間強迫観念にとらわれ，また外出時に悪化する傾向があるため，ほとんど家から出ることが不可能であった。前薬としてclomipramineを150mg使用されていたが，強迫症状の改善はなく，また立ちくらみが頻繁に生じたため増量が困難であった。しかし，患者の希望もあり，行動療法を行わず薬物療法のみで外来治療を行った。

症例1の治療経過を図9-2に示す。グラフの横軸はclomipramineが投与された週を0週として表示した。Clomipramine 150mgからfluvoxamineに置換し，fluvoxamineを25mgから150mgまで増量したが，150mgに増量6週後頃より強迫観念優位に症状の悪化をみたため，clomipramineを10mgから追加投与した。Clomipramineを20から30mgに増量後，血中濃度は38.0から103.7ng/mlへと急激に増加し，ほぼその時期から強迫観念にとらわれている

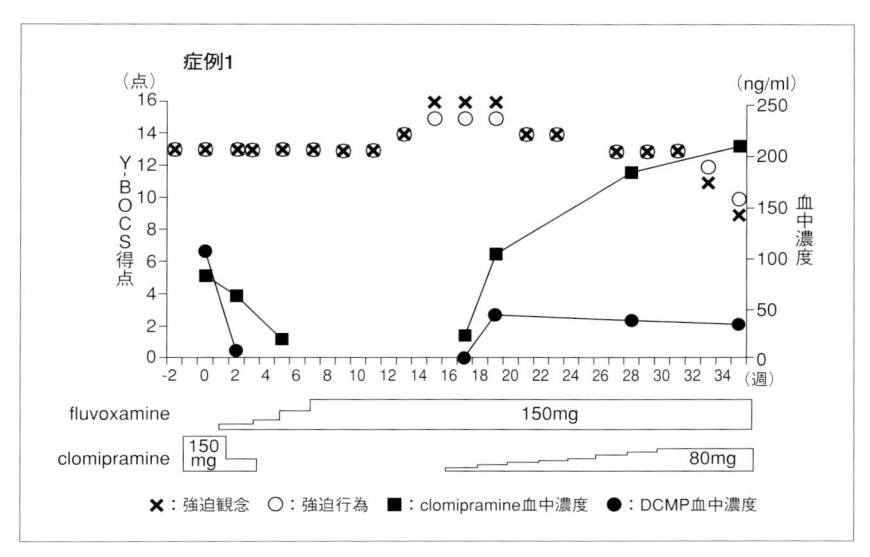

図9-2 症例1の経過

時間が減少し始め,強迫観念尺度の得点が16から14点へと減少した。その後clomipramineは80mgまで増量したが,強迫観念優位に強迫症状の緩やかな改善がみられ,外出も可能となった。Clomipramineの血中濃度はclomipramine 150mg単独投与時に81.6ng/mlであったものが,併用後はclomipramine 80mg投与の時点で209.9 ng/mlまで上昇した。なおDCMPの血中濃度はclomipramine 150 mg単独投与時は105.7ng/mlであったものが,併用時は最高でも44.3ng/mlまでしか上昇しなかった。副作用としては軽度の口渇を認めるのみで,心電図上の変化やいわゆるセロトニン症候群にみられる症状など著明な副作用はみられなかった。Clomipramine投与開始時から18週で4kgの体重増加がみられた。

## 2 症例2

49歳,女性。入院時の時点で罹病期間は4年10カ月であり,主要症状は汚染に対する強迫観念と洗浄強迫である。初診時のY-BOCS得点は32点で,「汚いものに触れたのではないか」という強迫観念にほぼ1日中とらわれ,外出した後には入浴と家のふき掃除で1日3時間を費やしていた。バスなど

の公共の乗り物は利用できなかった。外来でfluvoxamineを1日量150mg処方されていたが，強迫症状の改善がなかったため，行動療法と薬物療法の併用療法を目的に入院した。

　症例2の治療経過を図9-3に示す。Fluvoxamineを200mgに漸増後，刺激統制の開始に伴って，一時Y-BOCS得点は強迫行為尺度優位に減少したが，その後平行線をたどり，特に強迫観念尺度の減少がみられない状態が続いていた。Clomipramineを10mgから追加し，20から30mgに増量後，clomipramineの血中濃度は32.3から135.6ng/mlへと急激に増加した。その時期とほぼ一致して強迫観念にとらわれる時間が減少し始め，また強迫観念が浮かんできても抵抗しようという姿勢がみられるようになり，強迫観念尺度の得点が14から11点へと減少した。Clomipramineは90mgまで漸増したが，その後も強迫観念優位に強迫症状の緩やかな改善がみられ，公共の乗り物の利用や外出が可能となって，clomipramine追加投与後24週で退院した。なおDCMPの血中濃度は最高で85.3ng/mlまでしか上昇しなかった。副作用としては軽度の口渇と便秘を認めるのみで，心電図上の変化や著明な副作用はみられなかった。Clomipramine投与開始時から27週で10kgの体重増加を認

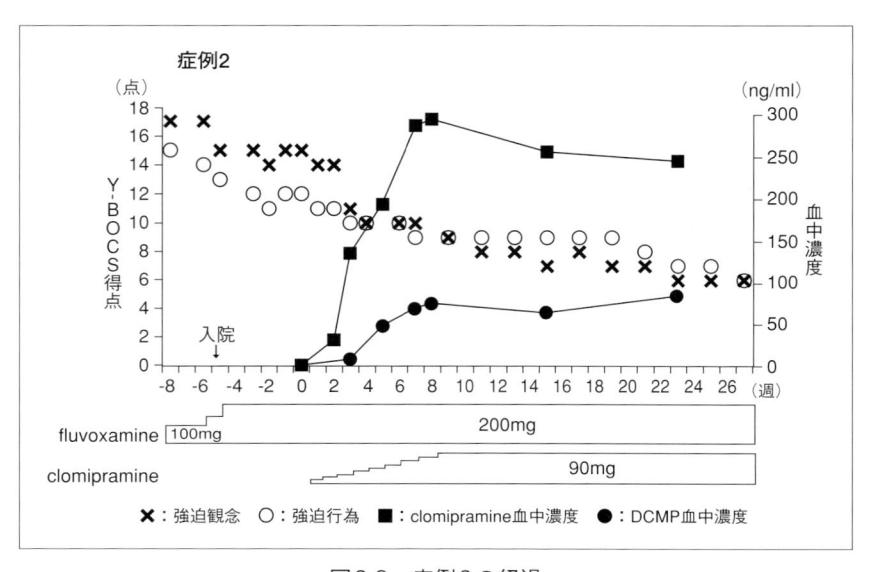

図9-3　症例2の経過

## 3 症例3

　45歳，女性。入院時の時点で罹病期間は4年であり，主要症状は汚染に対する強迫観念と洗浄強迫である。初診時のY-BOCS得点は40点で，起きている間は1日中強迫観念にとらわれ，何を触るにもティッシュペーパーや手袋を使用する状態であった。ティッシュペーパーは多いときで1日に5箱を使用していた。また入浴に1日に3，4時間を要していた。外来でfluvoxamineを1日量75mg処方されていたが，強迫症状の改善はみられなかったため，行動療法と薬物療法の併用療法を目的に入院した。

　症例3の治療経過を図9-4に示す。入院し，fluvoxamineを150mgまで漸増後も，強迫症状は一進一退を繰り返していた。Clomipramineを追加し40から50mgに増量後，血中濃度は20.6から142.8ng/mlへ急激に増加した。その時期とほぼ一致して強迫観念にとらわれる時間が減少し始め，強迫観念尺度が19から17点へと減少した。Clomipramineは50mgまで増量したが，その後もわずかに強迫観念優位に強迫症状の緩やかな改善がみられた。入浴時間

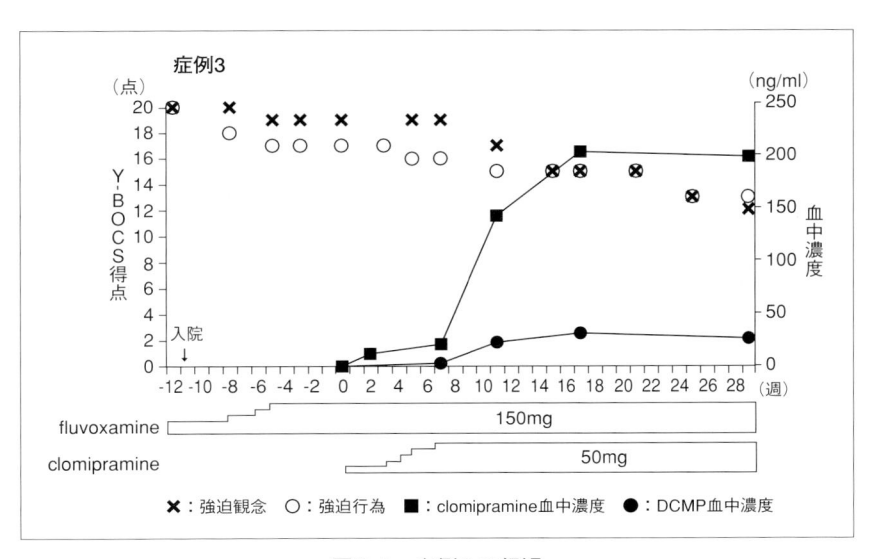

図9-4　症例3の経過

は5分の1程度に短縮し，ティッシュペーパーの使用量も激減した。また入院時は病室から出ることもできなかったが，clomipramine追加後18週で院内の散歩も可能となった。DCMP濃度は最高で31.4ng/mlまでしか上昇しなかった。他の症例と同様に心電図上の変化や著明な副作用はみられなかったが，clomipramine投与開始時から29週で8kgの体重増加を認めた。

## Ⅳ 考　察

　今回fluvoxamineに抵抗性の強迫症状を有するOCD3症例に対して，clomipramineの併用療法を行った。しかしながらfluvoxamineはCYP1A2の強力な阻害薬であり[1,2]，clomipramineから代謝産物であるDCMPへの代謝を阻害し，その結果としてclomipramineの血中濃度を上昇させることが知られている。Fluvoxamineを併用することによるclomipramineの血漿中濃度上昇は，最高8倍近くに達することが報告され[3]，そのため今回はclomipramineの併用にあたって10mg単位での増量を採用した。今回経験した3症例においてfluvoxamineにclomipramineを追加した場合，すべての症例でclomipramineの代謝が阻害され，比較的少量で急激なclomipramine血中濃度の増加をみた。また3症例とも体重増加以外に著明な副作用を認めなかったことより，clomipramine血中濃度の急激な増加による著明な副作用発現を防止するという観点から，今回行った10mg単位でのclomipramineの増量は妥当なものであったと考えられる。

　さらに3症例ともにclomipramine併用後に強迫観念優位の強迫症状の改善がみられた。症例1ではclomipramine中止後に強迫観念優位の強迫症状の悪化をみたこと，またすべての症例で，clomipramineの血中濃度の急激な増加がみられた時期にほぼ一致して，強迫観念優位に強迫症状の改善がみられたことから考えると，clomipramineに強迫観念自体を減少させる作用があると推測される。

　今回の結果は，fluvoxamineにclomipramineを少量から追加投与することが，安全でかつ，とくに強迫観念優位に症状を改善する可能性を有することを示唆するものであるが，今後症例数を増やし検討する必要がある。

## V まとめ

1. Fluvoxamineに抵抗性のOCD3症例に対して，clomipramineとの併用療法を行った。
2. 今回経験した3症例については，fluvoxamineにclomipramineを追加した場合，比較的少量で急激なclomipramine血中濃度の増加をみた。またほぼその時期から，強迫観念優位に強迫症状の改善を認めた。
3. 今回の結果からfluvoxamineに少量からclomipramineを追加投与することが，安全でかつ，特に強迫観念優位に症状を改善する可能性を有することが示唆された。

### ■文　献

1) Brosen,K., Skielbo,E., Rasmussen,B.B. et al.：Fluvoxamine is a potent inhibitor of cytochrome P4501A2. Biochem.Pharmacol., 45；1211-1214, 1993.
2) Nemeroff,C.B., de Vene,C.L., Pollock,B.G.：Newer antidepressants and the cytochrome P450 system. Am.J.Psychiatry, 153；311-320, 1996.
3) Wagner,W., Vause,E.W.：Fluvoxamine. A review of global drug-drug interaction data. Clin.Pharmacokinet., 29（Suppl. 1）；26-32, 1995.

# 10

## 難治性強迫性障害患者の臨床特徴
－初診1年後の評価による治療反応不良群と良好群との比較－

松永 寿人[*]　松井 徳造[*]　岩崎 陽子[*]
越宗 佳世[*]　大矢 建造[*]　切池 信夫[*]

## I　はじめに

近年，強迫性障害（obsessive-compulsive disorder：OCD）に対しては，clomipramineやfluvoxamineなどセロトニン再取り込み阻害薬による薬物療法，および曝露反応妨害（ERP）法による行動療法などの有効性が確立されている。しかしこれらの定型的治療に十分反応せず，治療抵抗性を示すOCD患者は少なくなく，このようないわゆる難治例の臨床特徴，すなわち治療抵抗性に関わる臨床要因については，未だ一貫した見解をみない[8]。

今回我々は，当科OCD外来において，可能な限り標準化し施行している薬物と行動療法を併用したcombined treatment（CT）について，これによる継続的治療が可能であった患者を，Yale-Brown Obsessive-Compulsive Scale（Y-BOCS）[4,5]の1年後の改善率の程度により類別し，治療抵抗性に関わる初診時の臨床諸要因をretrospectiveに検討した。

## II　対象と方法

対象は，当科を初診して，DSM-III-R[1]およびDSM-IV[2]によりOCDと診断され，本研究の主旨を理解し参加に同意したものとした。併せて本研究では，治療反応性の評価に1年後のY-BOCSの改善率を用いたため，初診時に強迫

---

＊大阪市立大学大学院医学研究科神経精神医学教室

観念と行為の両方を有したこと，初診時のY-BOCS総得点が20点以上であったこと，1年以上の継続的な治療が可能であったことなどの条件も加え，これらを満たした108例を対象とした。

初診時全対象者から，患者背景や臨床症状など聴取後，半構造化面接のなかでY-BOCSを行い，症状の内容や重症度，洞察レベルを評価するとともに，Structured Clinical Interview for DSN-Ⅲ-R Personality Disorders（SCID-Ⅱ）[12]により人格障害を評価した。洞察の評価には，我々の既報告[10]と同様にY-BOCSの洞察に関する項目を用い，3点以上，すなわち症状の合理性を持続的に確信している場合，反証の受け入れ状態にかかわらず洞察不良とした。またZung's Self-rating Depression Scale（SDS）[13]，State-Trait Anxiety Inventory（STAI）[11]などの自記式質問紙を同日に施行した。

全対象者には，初診時評価終了後より，clomipramine，またはfluvoxamineによる薬物療法を開始した。Clomipramineは25mg/日，fluvoxamineは50mg/日よりそれぞれ開始し，副作用や反応性を評価しながら，clomipramineは200mg/日を，fluvoxamineは250mg/日を最大投与量として漸増し，反応がみられた場合には効果安定時の投与量で維持した。Clomipramineかfluvoxamineかの選択は担当医の判断としたが，副作用などの理由で中断を余儀なくされた場合には，原則的に他方に変更するものとした。またERP法による行動療法を，患者の治療的動機づけを強化し確認後，治療開始3カ月目頃より1〜2週に1回程度の割合で併用した。この具体的方法は飯倉ら[6]に従った。これらによる継続的治療が可能であった患者に対し，初診1年後にY-BOCSを再施行して，初診時からの改善率を算出し治療反応性を評価した。

統計学的検討としては，2群間の比較にはt検定を，また比率の検定には，2×2分割表によりYates補正付きの$\chi^2$検定を行い，また期待度数が5以下のセルがある場合にはFisherの直接確率計算法を用いた。

## Ⅲ　結　果

108例の初診1年後に評価したY-BOCS総得点の平均改善率は45％で，6〜85％まで連続的に分布し，20％未満の群，20％以上60％未満の群，そして

60％以上の群の3群に大別された。このため，改善率が20％未満であった27例を治療抵抗群（NR群），60％以上を示した32例を治療反応良好群（GR群）とし，本研究の比較や解析の対象とした。

この期間中のclomipramineやfluvoxamineの平均最大投与量，ならびに行動療法の回数など治療の内容について，両群間に有意差を認めなかった。両群間で初診時の患者背景や臨床症状を比較したところ（表10-1），NR群は

表10-1 不良群（NR群）と良好群（GR群）との患者背景，心理テスト結果，人格障害の比較

|  |  | NR群 | GR群 |
|---|---|---|---|
| 性別（男：女） | | 15：12 | 14：18 |
| 年齢（歳） | | 32.6±8.1 | 29.6±8.4 |
| 発症年齢（歳） | | 25.1±8.4 | 23.5±7.8 |
| 罹病期間（年） | | 7.4±4.1 | 6.0±4.2 |
| 既婚の割合（％） | | 33 | 59 |
| GAFS得点[1] | | 46.7±8.5* | 54.1±7.7 |
| 洞察不良と評価された患者（％） | | 57# | 6 |
| SDS[2] | | 56.6±6.4 | 54.9±7.0 |
| STAI[3] | Trait score | 65.0±8.6 | 62.0±9.0 |
|  | State score | 60.2±9.1 | 59.7±10.5 |
| Y-BOCS[4] | total | 29.2±4.7 | 27.4±4.4 |
|  | obsession | 14.7±2.3 | 13.8±2.4 |
|  | compulsion | 14.6±2.6 | 13.6±2.4 |
| DSM-Ⅲ-Rの人格障害（人数/％） | | | |
| cluster A | | 8（30）# | 0（0） |
|  | 分裂病型 | 5（19）# | 0（0） |
| cluster B | | 5（19） | 2（6） |
| cluster C | | 13（48） | 10（31） |

数値は平均±標準偏差で示した。
1) Global Assessment of Functioning Scale
2) Zung's Self-rating Depression Scale
3) State-Trait Anxiety Inventory
4) Yale-Brown Obsessive-Compulsive Scale
＊：p<0.01（tテスト）　＃：p<0.01（Fisher's exact test）

GR群に比して，GAFS得点が有意に低値で，洞察不良と評価された患者の割合が有意に高率であった．また各心理テスト結果では，抑うつや不安，強迫症状の重症度に両群間の有意差を認めなかった．人格障害の比較では，NR群はGR群に比し，cluster Aの人格障害，特に分裂病型人格障害と診断された患者の割合が有意に高率であった．

　一方，Y-BOCSの標的症状評価リストにより分類した強迫症状の内容については，両群間で各上位項目の出現頻度に差を認めなかった．しかしNR群はGR群に比し，上位項目を3つ以上有した患者の割合，すなわち強迫症状の内容が多彩であった患者の割合が有意に高率であった．

## IV　考　察

　以上の結果をまとめると，薬物と行動療法を組み合わせたCTによる1年後のY-BOCSの改善率で，20％未満を治療抵抗群（NR群），60％以上を治療反応良好群（GR群）としたところ，27例（25％）がNR群に，32例（30％）がGR群に分類された．この両群間の比較により，初診時の強迫症状の内容や重症度，併存する抑うつや不安の程度などは，1年後の治療予後に関連しないものと考えられた．そして，次のような初診時の臨床諸要因が，CTに対する治療抵抗性に関連する可能性がうかがわれた．

① 　全体的機能水準が低レベルであること．
② 　強迫症状の内容が多彩であること．
③ 　症状の不合理性に関する洞察が不良であること．
④ 　分裂病型などcluster Aに分類される人格障害を合併していること．

　これらのなかで，cluster A，特に分裂病型人格障害の合併は，薬物，ならびに行動療法に対する治療抵抗性の予測因子となる可能性がすでに指摘されている[8]．一方，症状の不合理性に対する洞察レベルについては，これが治療経過のなかで変動するため，必ずしも治療抵抗性に関わるとは言い切れない[7,10]．しかし洞察不良の状態が，認知療法など洞察を促す治療にも抵抗し持続する場合には，治療的動機づけの問題とも関連し治療反応性に影響しうる[10]．このような抵抗的，持続的な洞察不良を呈する患者は，cluster Aの人格障害の合併が高率であることや，低い全体的機能水準などで特徴づけされ[10]，

NR群で高率に認めた洞察不良についても，同様の特徴を認める可能性がうかがえた。一方，多彩な強迫症状を有することが治療予後に及ぼす影響については同様の指摘をみないが，Calamariら[3]は強迫症状のパターンをcluster解析して，絶対的な確実性の追求を共通の精神病理とする一群を抽出し，この群において多彩な強迫症状の出現を同時に認めることを報告している。このような一群と本研究のNR群との関係や，確実性に関わる精神病理と治療予後との関連性などについては，今後さらに検討したい。

　一方，cluster Aなど人格障害を合併するOCD患者では，強迫症状の重症度にかかわらず，これを有さない患者に比し全体的機能水準が有意に低レベルであること[9]など，本研究で見出された各要因相互間に関連性がうかがわれたが，本研究では明らかにできなかった。同様に本研究では，Y-BOCS総得点の改善率で20%未満を治療抵抗群としたが，改善率の分布には6～85%と連続性が認められた。このため，治療抵抗群の規定が方法の問題となるが，治療抵抗性については従来の報告のなかでも曖昧で，1年間の治療で抵抗群を決定することが期間的に不十分である可能性もあるため，今回のNR群が長期的な治療経過のなかでどのように変化するのか，さらに観察・評価を継続する必要があると考えた。

■文　献

1) American Psychiatric Association. Diagnostic and statistical manual of mental disorders. (3rd ed., rev.) Washington, DC；APA, 1987.

2) American Psychiatric Association. Diagnostic and statistical manual of mental disorders. (4rd ed.) Washington, DC；APA, 1994.

3) Calamari,J.E., Wiegartz,P.S., Janeck,A.S.：Obsessive-compulsive disorder subgroups：a symptom-based clustering approach. Behav.Res. Ther., 37；113-125, 1999.

4) Goodman,W., Price,L., Rasmussen,S.A. et al.：The Yale-Brown Obsessive-Compulsive Scale, Ⅰ：development, use, and reliability. Arch.Gen.Psychiatry, 46；1006-1011, 1989.

5) Goodman,W., Price,L., Rasmussen,S.A. et al.：The Yale-Brown Obsessive-Compulsive Scale, Ⅱ：validity. Arch.Gen. Psychiatry, 46；1012-1016, 1989.

6) 飯倉康郎,山上敏子：強迫性障害の行動療法と薬物療法.脳の科学,21；851-859, 1999.
7) Kozak,M.J., Foa,E.B.： Obsessions, overvalued ideas, and delusions in obsessive-compulsive disorder. Behav.Res.Ther., 32；343-353, 1994.
8) Kozak,M., Liebowitz,M.R., Foa,E.B.：Cognitive behavior therapy and pharmacotherapy for obsessive-compulsive disorder. In：(ed.), Goodman,W.K., Rudorfer,M.V., Maser,J.D. Obsessive-Compulsive Disorder ； Contemporary issues in treatment. Lawrence Erlbaum Associations. Mahwah, p.501-530, 2000.
9) Matsunaga,H., Kiriike,N., Miyata,A. et al.：Personality disorders in patients with obsessive-compulsive disorder in Japan. Acta.Psychiatr.Scand., 98；128-134, 1998.
10) 松永寿人,切池信夫,松井徳造ほか：強迫性障害患者の洞察と治療反応性について.精神医学,42（3）；291-298,2000.
11) Spielberger,C.D., Gorsuch,R., Lushene,R.E.：Manual for the state-trait anxiety inventory（Self-Evaluation Questionnaire）Pao Alto：Consultants Psychologists Press, 1970.
12) Spitzer,R.L., Williams,J.B., Gibbon,M.：The Structured Clinical Interview for DSM-Ⅲ-R Personality Disorders. New York： Biometric research, New York State Psychiatric Institute, 1987.（高橋三郎監訳：SCID DSM-Ⅲ-R面接法.医学書院,東京, 1992.）
13) Zung,W.W.K.：A self-rating depression scale. Arch.Gen.Psychiatry, 12；63-70, 1965.

# 11

# 看護婦861人を対象とした強迫性障害の有病率調査

松丸 憲太郎[*]　大坪 天平[*]　田中 克俊[**]　石井 由貴[*]　小林 里江[*]
山田 浩樹[*]　加藤 高裕[*]　水野 晶子[*]　篠田 淳子[*]　上島 国利[*]

## I　はじめに

　強迫性障害（obsessive-compulsive disorder：OCD）は，強迫観念と強迫行為からなる強迫症状の苦痛があまりにも強く，時間を浪費させ，生活や対人関係を妨害する精神障害である[1]。しかし，強迫観念自体は，健常人にもみられ，RachmanとSilva[8]によれば，健常人124人に「侵入的で受け入れがたい思考や衝動」があるか尋ねたところ，80％がこのような思考を体験したと答えたという。強迫性障害の時点有病率や期間有病率に関しては，多くの疫学的研究[6]があり，それらによれば，一般人口のなかでの時点有病率は1.3〜2.0％で，生涯有病率は1.9〜3.3％といわれている。決してまれな疾患ではないといえる。また，別の視点から，近年は職場のメンタルヘルスに関する研究が盛んで，特に医療従事者の労働衛生に関する関心は高い[3,4,7]。我々は，看護婦を対象に，さまざまなメンタルヘルスに関するアンケートをする機会を得た。本稿では，そのうち，強迫性障害に関連する項目を中心に述べ，若干の考察を加える。

---

[*] 昭和大学医学部精神医学教室
[**]（株）東芝安全保健センター

## II 研究の対象と方法

 対象は,昭和大学病院および昭和大学病院付属東病院に勤務する看護婦861人(全員女性,平均年齢±SD:27.5±7.1歳,range:20〜60歳)である。男性看護士10人は最初から除外した。年齢別の内訳は,20〜24歳が366人,25〜29歳が260人,30〜34歳が94人,35〜39歳が49人,40〜44歳が20人,45〜49歳が17人,50〜54歳が10人,55〜60歳が10人であり,861人中,年齢未記入者は35人であった。対象者のうち20〜29歳が626人と,全体の約4分の3が20歳代であった。

 調査は,アンケート形式で,Maudsley Obsessional-Compulsive Inventory (MOCI)[5,11],Hospital Anxiety Depression Scale (HADS)[13],NEO Five-Factor Inventory (NEO-FFI)[2,12]を用いた。MOCIは,HodgsonとRachman[5]が開発した30項目30点満点の強迫症状に関する質問から構成されており,「確認9項目」「清潔11項目」「優柔不断7項目」「疑惑7項目」の下位項目の評価も可能である。日本語版は,吉田ら[11]が信頼性,妥当性の検討を行い,強迫性障害のscreeningのためのcut off pointは13点であるとしている。HADSは,ZigmondとSnaith[13]が開発した14項目からなる質問紙である。抑うつに関する7項目と不安に関する7項目があり,抑うつ,不安それぞれが21点満点で,7点までは正常,8〜10点は境界例,11点以上はそれぞれ抑うつか不安があると判断される。NEO-FFIは,CostaとMcCrae[2]が開発した60項目からなるパーソナリティ測定のための質問紙である。性格傾向を5つの因子,つまり神経質(Neuroticism:N),外向性(Extraversion:E),開拓性(Openness:O),愛想のよさ(Agreeableness:A),誠実さ(Conscientiousness:C)で評価しようという,5因子モデル理論に基づいたものである。各因子はそれぞれ12項目(48点満点)からなり,日本語版の信頼性,妥当性の検討は吉村[12]によりなされている。いずれも,広く欧米で使用されている評価尺度である。

 なお,調査前に共同研究者と各部署の責任者(婦長あるいは主任)が今回の研究目的と方法,加えてプライバシー保護に関して説明し,アンケートは無記名で提出させた。また,全員からアンケートとは別に文書にて同意を得た。

## Ⅲ 結　果

　MOCIの有効データ数は855人で，全体の99.3％であった。

　MOCI得点の平均点は7.7±4.0点（range：0～21点）であった。MOCIの下位項目得点は，それぞれ「確認」1.7±1.6点（range：0～8点），「清潔」2.6±1.7点（range：0～9点），「優柔不断」1.5±1.3点（range：0～6点），「疑惑」2.6±1.5点（range：0～7点）であった。

　MOCIのcut off pointである13点以上のものは，108人で855人中12.6％であった。

　MOCIが，13点以上のものをOCD群と，12点以下のものを非OCD群として，年齢，HAD抑うつ項目得点，HAD不安項目得点，NEO-FFI各項目得点を比較した（表11-1）。OCD群は，非OCD群より，年齢が有意に低く（p＝0.014），HAD抑うつ項目得点とHAD不安項目得点が有意に高く（それぞれp<0.001），NEO-N（神経質）得点が有意に高く（p<0.001），NEO-E（外向性）とNEO-A（愛想のよさ）得点が有意に低かった（それぞれp<0.001）。

　20歳代，30歳代，40歳以上の各年代別のOCD群の割合は，20歳代が13.3％（83/626），30歳代が9.7％（14/143），40歳以上が7.1％（4/56）と若いほど割合が高かったが，有意差はなかった（p＝0.22；Pearson $\chi^2$検定）。また，20歳代，30歳代，40歳以上の年代別にMOCI得点を比較すると，20

表11-1　OCD群と非OCD群の比較

|  | OCD群 | 非OCD群 | p(t-test) |
|---|---|---|---|
| 年齢 | 26.1±5.6 | 27.6±7.2 | 0.014 |
| HAD抑うつ得点 | 7.0±4.2 | 5.0±3.3 | <0.001 |
| HAD不安得点 | 10.0±4.2 | 6.4±3.4 | <0.001 |
| NEO-N(神経質) | 30.7±5.9 | 24.7±6.6 | <0.001 |
| NEO-E(外向性) | 22.5±6.2 | 24.9±6.0 | <0.001 |
| NEO-O(開拓性) | 27.1±4.0 | 27.5±4.6 | 0.32 |
| NEO-A(愛想のよさ) | 27.0±5.0 | 28.9±4.5 | <0.001 |
| NEO-C(誠実さ) | 26.0±5.8 | 26.5±5.5 | 0.43 |

歳代7.85±3.95点，30歳代4.10±4.00点，40歳以上6.52±3.70点であり，20歳代は40歳以上よりも有意に高値であった（p＝0.047；Bonferroniの多重比較）。

## Ⅳ 考 察

　今回の調査は，医療従事者のメンタルヘルスに関して，昭和大学病院の看護部の積極的な協力のもとに行われた。アンケートを拒否したものは1人もいなかった。無記名であったせいもあり，アンケートの記入漏れが少なく，MOCIの有効データの割合は，861人中855人（99.3％）と極めて高かった。

　今回は，対照群をもうけていないため，直接比較はできないが，吉田ら[11]の健常者のデータ（MOCI総得点3.9±2.2点，確認0.4±0.7点，清潔1.5点±0.7点，優柔不断0.6±0.9点，疑惑1.6±1.0点）と比較すると，各得点とも約2倍高い数字であった。

　MOCI得点により，OCD群と非OCD群に分けたが，OCD群は12.6％にもおよび，一般人口の有病率[6]と比較して，極めて高い数字であった。Zoharら[14]は，562人の16～17歳の軍人を対象としてOCDの有病率を調査し，3.56％であったと報告した。Tadaiら[10]は，学生350人中6人（1.7％）が，DSM-Ⅲ-RのOCDの診断基準を満たしたと報告した。このような，若年者を対象とした研究と比較しても，12.6％は極めて高い数字である。

　また，OCD群と非OCD群を，年齢，HAD抑うつ項目得点，HAD不安項目得点，NEO-FFIの各因子得点で比較すると，OCD群は非OCD群より，有意に年齢が若く，抑うつ，不安，神経質傾向が強く，外向性，愛想のよさが弱かった。MOCI得点が13点以上であることが，すなわちOCDと診断できるわけではないが，このように，さまざまな尺度で有意差がみいだせたことは，MOCIのcut off pointにより，極めて性質の異なるグループに分けられたことを物語っている。おそらく，同じ対象にOCDの診断面接を行っても，同じような高い有病率になるであろうことが想像できる。

　では，なぜこのように，OCDの有病率が高いのであろうか。第1に，今回の対象が女性のみであった点があげられる。OCDは1.2～3.8倍の割合で，男性より女性のほうが多いといわれている[6]。第2に，対象の4分の3が20歳

代の若い女性であった点があげられる。本研究では，年代別のOCD群の割合は，有意ではないが20歳代が最も高く，MOCI得点は20歳代が40歳以上より有意に高かった。若年者のほうが高齢者より，抗菌グッズなどに興味をもっている人が多く，OCDの有病率が高いのではと予想できるが，若年者ほどOCDの有病率が高いという報告はない。第3に，看護婦という職業上，確認作業や清潔保持に敏感にならざるを得ないという心理社会的影響が考えられる。Salkovskis[9]の唱えたOCDの認知行動モデルによれば，侵入思考（強迫観念）が起こるときに何らかの引き金となる刺激が必要である。先述のRachmanとSilva[8]の報告のように，侵入思考を80％もの人が経験したことがあるのなら，職業上引き金となる刺激を多く経験する看護婦が強迫性をもちやすくなっても不思議ではない。また，多くの報告[3,4,7]が指摘するように，医療従事者のなかでも看護婦はかなりメンタルヘルスの危機にさらされているのは確かである。事実，バーンアウト率[7]や自殺率[4]が他の職種より高いとの指摘もある。その理由として，患者の死との直面，患者の家族への対応，ミスが許されない緊張，スタッフとの人間関係，夜勤日勤のシフト勤務など，さまざまなストレスが想定される。特に20歳代の未婚者は，仕事のやりがい感が低いという報告がある[3]。ただし，看護婦の仕事自体がストレスであり，強迫性の原因であるとすれば，年齢を追うごとに強迫性が強化されていってもいいはずであるが，実際はその逆であった。おそらく，強迫性の発現には仕事上のストレス以外のさまざまな因子が働いているのであろう。今回の研究は，横断研究であり，要因と結果の関連を明確にすることは難しい。今後は，看護学生の頃からコホート追跡するような研究が必要と考えられる。

## V まとめ

看護婦861人を対象にMOCIを中心としたアンケート調査を行った。有効データ855人中108人（12.6％）がMOCIのcut off point以上であり，極めてOCDの有病率が高いことが示唆された。その原因として職業上のストレスが想定されたが，本研究ではそれを明らかにすることはできなかった。

■文　　献

1) American Psychiatric Association：Diagnostic and Statistical Manual of Mental Disorders, Ⅳ ed. American Psychiatric Press, Washington, D.C., 1994.
2) Costa,T.P. and McCrae,R.R.：The NEO-PI/NEO-FEI Manual Supplement. Psychological Assessment Resources Inc., Odessa, FL, 1989.
3) 古川千尋，中島久枝，豊岡歌織ほか：20〜30歳代の看護婦の精神健康度ライフスタイルとソーシャルサポートとの関連．富山県立中央病院医学雑誌，20；57-61，1997.
4) Helm,E.：Stressors in health occupations. Do females have a greater health risk? Z.Psychosom.Med.Psychoanal., 38；207-226, 1992.
5) Hodgson,R.J. and Rachman,S.：Obsessive compulsive complaints. Behav.Res.Ther., 15；389-395, 1977.
6) Horwath,E. and Weissman,M.M.：The epidemiology and cross-national presentation of obsessive-compulsive disorder. Psychiatr.Clin.North Am., 23；493-507, 2000.
7) 細見潤，中野素子，池田政和ほか：医療従事者のメンタルヘルスに関する調査．精神医学，40；83-91，1998.
8) Rachman, S.J. and de Silva, P.：Abnormal and normal obsessions. Behav. Res. Ther., 16；233-248, 1978.
9) Salkovskis,P.：Obsessional-compulsive problems：a cognitive-behavioral analysis. Behav.Res.Ther., 23；571-583, 1985.
10) Tadai,T., Nakamura,M., Okazaki,S. et al.：The prevalence of obsessive-compulsive disorder in Japan：a study of students using the Maudsley Obsessional-compulsive Inventory and DSM-Ⅲ-R. Psychiatry Clin.Neurosci., 49；39-41, 1995.
11) 吉田充孝，切池信夫，永田利彦ほか：強迫性障害に対するMaudsley Obsessional-Compulsive Inventory（MOCI）邦訳版の有用性について．精神医学，37；291-296，1995.
12) 吉村公雄，中村健二，大野裕ほか：5因子モデルによるパーソナリティーの測定－NEO Five-Factor Inventory（NEO-FFI）の信頼性と妥当性．ストレス科学，13；45-53，1998.
13) Zigmond,A.S. and Snaith, R.P.：The hospital anxiety and depression scale. Acta. Psychiatrica Scandinavica, 67；361-370, 1983.
14) Zohar,A.H., Ratzoni,G., Pauls,D.L. et al.：An epidemiological study of obsessive-

compulsive disorder and related disorders in Israeli adolescents. J.Am.Acad.Adolesc.Psychiatry, 31 ; 1057-1061, 1992.

# 12

# 強迫性障害の行動療法を補助する電話，ファックス，手紙，インターネットなどの情報伝達手段の利用法

飯倉 康郎* 芝田 寿美男* 中谷 江利子** 廣山 夏生***

## I はじめに

　強迫性障害（obsessive-compulsive disorder：OCD）の行動療法は，典型的には多くの場合，治療への導入，治療者主導による曝露反応妨害法，患者のセルフコントロールによる曝露反応妨害法，という流れで進められる[2]。治療者主導から患者のセルフコントロールへと切り替えていく過程では治療者がホームワークとして曝露反応妨害法の治療課題を出したり患者にセルフモニタリングをしてもらったりという手段をとることが多い[1,6,9]。しかし，実際に治療を進めていくためには，それを実行しやすいようにさまざまな工夫がなされている。その方法の1つとして，電話やファックスや手紙やインターネットなどの情報伝達手段が利用されている。また，曝露反応妨害法だけでなく，プロンプティングやモデリング，セルフモニタリングなどの行動形成が中心である治療の場合[5,7,8]でも，情報伝達手段は多く利用されている。これらの方法を技術化することは，強迫性障害の行動療法を進めやすくするために意義がある。

　本稿では，過去に行われた強迫性障害の行動療法の治療経過を調査して，それらの情報伝達手段の利用法とその効果について検討する。

---

＊国立肥前療養所
＊＊国立九州医療センター
＊＊＊唐津保養院

## II 対象と方法

国立肥前療養所で行われた強迫性障害患者に対する行動療法の治療経過を遡及的に調査して，電話，ファックス，手紙，インターネットなどの情報伝達手段がどのように治療のなかで利用されているか分析した。

## III 結　果

### 1　電話の利用法

a）曝露反応妨害法の課題を「今，そこで，躊躇せずに」行ってもらう方法

これは，携帯電話やコードレス電話を利用しながら，外来治療や入院中の外泊治療でのホームワークをその場で躊躇しないように促すやり方であった。多くは，はじめは治療者が強く関わり，だんだんと治療者が関わる頻度を減らしていき，患者自らのコントロール下で曝露反応妨害法の課題を行えるように進められていた。その際，患者が治療者に対して依存的になったり，治療に対して受け身になったりしないように留意しながら行われていた。

b）課題を行う前や行った後に電話で報告してもらう方法

患者がホームワークの治療課題を行う直前に電話をかけてもらう場合では，これから思い切って課題を実行するように治療者が患者を励ましていた。また，課題実行の後の電話では，治療者が患者を賞賛したりねぎらったりしていた。結果を報告するということが，患者が自ら課題を行うことのプロンプトとなっていた。これらの方法により，患者が確実に曝露反応妨害法の課題を実行しやすくなっていた。

### 2　ファックスの利用法

a）外来治療や入院中の外泊治療での曝露反応妨害法の課題ができたかどうかの報告

曝露反応妨害法の毎日の課題ができていたかどうかの数日分の記録を，患者にファックスで報告してもらっていた。それによって，患者が課題を確実

に実行することができていた。

　b）日常生活のセルフモニタリングの報告

　強迫性緩慢や生活全般にわたる確認行為が主である患者など，基本的な日常生活ができていない患者に対しては，食事，睡眠，トイレなどのセルフモニタリングの結果を数日分，ファックスで報告してもらっていた。それによって，生活リズムが崩れることが防止できていた。特に，遠隔地のためあまり診察に来られない患者の場合，ファックスで報告することが外来通院の代わりとしての役割を果たしていた。また，電話であれば治療者に対して依存的になりやすい患者の場合，あえてファックスを使ってフィードバックしているケースもあった。

## 3　手紙の利用法

　利用された数は少なかったが，そのなかで，次のように利用されているケースがあった。
　① 家族相談から患者受診へつなげるための治療者から患者への手紙
　② 曝露反応妨害法の課題を実行するためのプロンプト

## 4　インターネットの利用法

　a）ホームページによる治療への導入

　筆者による「強迫性障害の治療ガイド」[3]の一部を利用した九州大学のホームページが平成10年より公開されている[4]。これをきっかけに，筆者の病院や九州大学を受診したケースが増えたり，地元の行動療法が行える病院を紹介してほしいというe-mailや電話や手紙が増加したりして，患者の行動療法による治療への導入に役立っていた。

　b）自宅での治療の経過のe-mailによる報告

　本人や家族がe-mailを用いて，自宅での治療の経過を報告した例が少数あった。

## Ⅳ 症　例

　これらのなかから，電話とファックスを利用した治療経過を2例報告する。なお，症例はプライバシー保護のため，本文の主旨を変えない程度に一部内容を変更した。

### 1　症例1：電話による曝露反応妨害法の実行の援助
【患者】33歳，女性，主婦（初診時妊娠中）。
【家族状況】夫，4歳と1歳の息子の4人暮らし。夫が店を経営しており，患者が住み込みの店員に食事をつくらないといけなかった。
【主な症状】
　自分がみていない間に，ばい菌や何か汚いものが入るのではないかと心配する。そのため，4歳の息子や夫にみていてもらわないと洗濯や食事をつくることができない。
【治療経過】
　上記症状のため当所受診し，集中的な曝露反応妨害法を行うこととなった。外来の一室を利用して，そばにだれもいない状況でお茶を入れる，みそ汁をつくる，ご飯を炊く，食器を洗う，などの課題を実行してもらい，それを確認せずに他人に食べてもらうという曝露反応妨害法を行った。診察場面での不安は少なく，課題は容易にできていた。そばでみていなくても，治療者が近くにいることや治療機関のなかにいるということで，安心していたようであった。一方，食事や洗濯に関して家でのホームワークの課題を出したが，なかなか実行できず，すぐに4歳の息子にみてもらっていた。そこで，電話を利用した治療を開始した。例えば，夫や息子に確認せずに炊飯ジャーに水を入れるとか，確認せずに食器洗いをすすぎ3回厳守で行うとか，洗濯をする際，確認せずにスイッチをポンポンポンと押し，すぐに別の部屋へ移動する，などの課題をコードレス電話を使用しながら行った。この課題を患者は実行でき，その後治療者が電話していないときでもかなりできるようになった。特に次の行動に早く移るという電話での指示が効果があったと患者は述べていた。この治療を始めて約3週間後に切迫早産で治療中断したが，その

後，無事出産することができた。

　出産後も治療効果はかなり維持できていると自己評価していたが，おむつを替えたり，大便に行ったりした後，手を洗って，7回何かに触らないと食べ物や食器に触れないという点が不自由と患者は述べていた。このままではまた悪くなるのではないかと心配なので，以前のような電話での治療を数回してほしいと患者自ら希望した。そこで，大便の直後やおむつを替えて1回手を洗った後，患者に電話してもらい，その電話のなかで治療者が患者に「今，そこで，躊躇せずに」食器を洗ったり，料理をつくるよう指示したりした。3回目からは，患者自ら課題を実行した後治療者に電話して，結果を報告してもらうようにした。この電話のセッションを4，5回行った後，患者自ら電話なしでも課題ができるようになった。「はじめの数回できると，あとは自信がついて自分でできるようになった」と患者は述べていた。その後，ほとんど問題なく生活できており，数カ月に一度の通院で経過をみている。

## 2　症例2：ファックスによる日常生活のセルフモニタリングの報告

【患者】25歳，男性，無職。

【主な症状】

　生活全般にわたる確認行為。行動の決定に時間がかかる。ひとつひとつの事柄に対して抽象的かつ迂遠で結論に至るまで極めて長い時間がかかる。人にしゃべるときにどういう言葉を使えばいいかわからない。意味を完全に理解しようとして何回も読んでしまうために本が読めない。気持ちがすっきりしないと自暴自棄になり，器物破損，飲酒，ふてくされた態度をとるなどの行動化をする。

【治療経過】

　はじめは入院治療で主治医が毎日2時間ほど時間をかけて密接に関わり，患者の問題点を明らかにして，食事，洗濯，会話，読書，字を書くこと，などに関してモデリングやプロンプトを中心とした行動形成の治療を行っていった。1年3カ月の間に2回入院治療を行い，基本的な日常生活が規則正しい生活のなかではできるようになった。患者は病院まで飛行機とバスで3時間以上かかる遠隔地に住んでいたこともあり，2回目の退院後は，入院中の生

活を維持するために，週1回のファックスで食事，睡眠，散歩，読書，トイレ，服薬，洗面，ギター，歯磨き，入浴，書字の記録を患者に送ってもらい，ファックスが来てから主治医が折り返し電話してフィードバックするという方法を行った。実際のファックスは患者が簡単に記録できるように，ほとんど○×で記入するようにしていた。それを患者はきちんと実行することができ，規則正しい基本的な日常生活を維持することができ，自暴自棄になり行動化を起こすことも全くみられなくなった。退院して1年後に主治医が転勤したが，このファックスの方法を継続することで，主治医が交代しても1年以上治療効果を維持することができている。

# V 考 察

本稿では，強迫性障害の行動療法を補助する，電話，ファックス，手紙，インターネットなどの情報伝達手段の利用法について調査した。その利用の目的は，大きく分けると次のようになる。

① まだ，治療を受けていない患者に対して行動療法に関する情報を伝える。
② 曝露反応妨害法の実際の治療のなかで，患者がひとりで治療を行いやすくするように援助する。
③ 日常生活のセルフモニタリングを報告することによって，自宅での生活が崩れないようにする。

## 1 まだ，治療を受けていない患者に対して行動療法に関する情報を伝える

これは，インターネットでのホームページを用いて行われていた。日本における行動療法に関する知識はまだ一般に普及しているとはいいがたく，それが高いアクセス数やそれによる治療機関への受診に反映されていると思われる。

## 2 曝露反応妨害法の実際の治療のなかで，患者がひとりで治療を行いやすくするように援助する

曝露反応妨害法は，それまで避けてきた刺激状況へ直面したり，これまで

行ってきた儀式行為をやらずにすませるという治療であるために，治療者がそばで支持しながらの治療では容易に実行できても，同じ課題を患者ひとりで実行するには躊躇や抵抗のために進めにくい場合がある。そういう際に電話やファックスを使うことで，いざというときに逃げ出したい気持ちを阻止したり，課題を意図的に減らしたりごまかしたりすることを防ぐことができる。例えば，携帯電話を使用して患者をサポートしながら自宅での曝露反応妨害法の実行を促す方法や，患者が電話やファックスで自宅での課題実行の結果を報告するという方法が行われていた。これらの方法は，課題を実行するための直接的あるいは間接的なプロンプトとなり，その結果，患者の自宅での曝露反応妨害法の課題遂行頻度が高くなったと考えられる。

### 3 日常生活のセルフモニタリングを報告することによって自宅での生活が崩れないようにする

生活全般にわたる確認行為が主症状である患者や強迫性緩慢の患者では，入院治療による行動形成である程度日常生活が普通にできるようになっても，自宅に戻ると容易に生活リズムが崩れてしまいやすい傾向がある。このような場合に，患者が自らの日常生活をセルフモニタリングしてファックスで治療者に報告するという取り決めは，行うべき行動を実行しやすくするためのプロンプトとなっていると考えられる。

## Ⅵ　おわりに

ここで示したような情報伝達手段の利用法を技術化していくことにより，強迫性障害の行動療法がより柔軟に幅広く進めやすくなると考えられる。今後はさらにコンピューターを用いた治療の方法の開発に多くの可能性があると思われる。

### ■文　献

1) Emmelkamp, P.M.G.: Phobic and Obsessive-compulsive Disorders ; Theory, Research and Practice. Plenum Press, New York, 1982.

2) 飯倉康郎：強迫性障害の行動療法と薬物療法．脳の科学，21；851-859，1999．
3) 飯倉康郎：強迫性障害の治療ガイド．二瓶社，大阪，1999．
4) Nakagawa,A., Ebihara,R., Yoshizato,C.：Using Internet for Education, Assessment and Treatment of OCD. 28th Congress of the EABCT Abstruct；76, 1998.
5) Rachman,S.J., Hodgson,R.J.：Obsessions and Compulsions. Prentice Hale, NY, 1980.
6) Steketee,G.：Obsessive-Compulsive disorder. In：(ed.), Bellack,A.S., Hersen,M., Kazdin,A.E. International Handbook of Behavior Modification and Therapy. 2nd ed., Plenum, 1990.
7) Takeuchi,T., Nakagawa,A., Harai,H. et al.：Primary obsessional slowness；long-term findings. Behav.Res.Ther., 35 (5)；445-449, 1997.
8) 山上敏子編著：行動医学の実際．岩崎学術出版社，東京，1987．
9) 山上敏子：強迫神経症の行動療法．九州神経精神医学，33 (1)；1-7，1987．

> 教育講演 1

# OCDの治療
## －行動療法から認知行動療法へ－

井上 和臣*

## I はじめに

　強迫性障害（obsessive-compulsive disorder：OCD）に対する効果的な心理社会的介入として行動療法（behavior therapy）の意義はすでに確立したものとなっている。通常，暴露法（exposure）と反応妨害法（response or ritual prevention）を組み合わせて実施すること（暴露反応妨害法という）で，75～85％もの症例で症状の改善が得られるという[10]。ところが，最近邦訳された『エキスパートコンセンサスガイドライン』[4]をみると，行動療法ではなく，認知行動療法（cognitive-behavioral therapy）と呼ばれる治療が，成人や青年の比較的軽度の症例に対する第一選択として記載されている。さらに，実施可能であれば，本人が参加を望まない場合を除き，暴露反応妨害法と認知療法（cognitive therapy）とを併用する形での認知行動療法はすべてのOCD患者に推奨される，とある。

　行動療法と認知行動療法にどのような差異が存在するのか，興味がもたれるところである。

　小論では，コンセンサスガイドラインにある認知療法を中心に，OCDの認知モデル，OCDへの介入について概説する。

---

*鳴門教育大学人間形成基礎講座

## II 認知行動療法 – 歴史的素描

Banduraの社会的学習理論(社会的認知理論)が契機となり,1970年代には行動療法の理論的基礎である行動理論に大きな変化が生じた[5]。行動療法における「認知」革命である。これにより従来の行動主義では排除されていた認知の機能,たとえば自己効力感といった概念が導入されることになった。一方で,精神分析医であったBeckが開発した認知療法は,うつ病からパニック障害へ,さらにはOCDへと適応を拡大していった[2]。認知行動療法という一群の治療は,このように来歴を異にする複数の治療法を総称したものである。

## III OCDの認知モデル

OCDに対する認知モデルには,Salkovskis[6]によって提唱されたものがある(図1)。このモデルは,身体感覚の変化を誤って破局的に解釈することでパニックに至る悪循環が生じるとする,パニックの認知モデルと類似する形で定式化されている。すなわち,誰にでもある正常な思考体験を誤って解釈

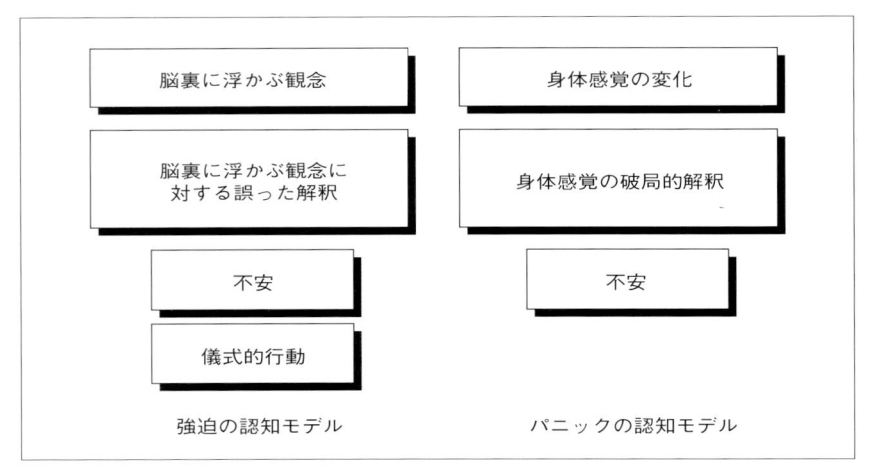

図1 SalkovskisによるOCDの認知モデル

し，脳裏に浮かぶ観念に過大な責任を付与すること（perceived responsibility）で，強迫体験が持続されるという仮説である。この場合，責任とは，主観的には重大とみなされる否定的結末を招来したり阻止したりするのに不可欠な力があると信じること，と定義されている。

このOCDの認知モデルでは，強迫観念が出現した直後に生じるものが自動思考（automatic thoughts）とされ，これに伴って感情的反応が認められる，と仮定されている。自動思考は，「自分や他人に及ぶ被害に関して私は責任がある」という内容であり，「もし何らかの手段を講じなければ，被害は発生しただろう」と信じ，患者は儀式的行為を行うことになる。責任を内容とする自動思考は将来の被害に対する不安を生み，不安を中和させる行動につながるわけである。そして，儀式的な行動は不安を一過性には軽減させるが，一方で責任に関連する認知を持続させることになる。

このようにSalkovskisのモデルでは強迫観念と自動思考は厳密に区別されるが，以下，自動思考を同定するための面接の実際を示す[3]。

　T（治療者）：湯沸かしの電気を消したかどうか，もし確認しなかったら，どんなことになっていたと思いますか？
　P（患者）：いつまでも電気がついたままで，大変なことになっていたかもしれません。
　T：大変なことというと，たとえば，どうなると思ったのですか？
　P：火事です。
　T：どのくらい火事になると思ったのですか？　100パーセント？
　P：いいえ，10パーセントくらいです。
　T：もし火事になると，どうなりますか？
　P：火事になったら大変です。私が確認を怠ったのが原因ですから，私の落ち度になってしまいます。
　T：どのくらいあなたの落ち度になると思うのですか？
　P：80パーセント！

表1には，強迫観念と自動思考の関連を，患者がとる回避行動や儀式的行動とともに示した。たとえば，誰の脳裏にもよぎる「手が汚れている」とい

う観念に,「子どもを病気にしてしまうことになるだろう」という自動思考で応じた患者は,外で買った物に触れることがないよう注意を払い,もしそれができなかったときには,手を繰り返し洗うという儀式的行為によって,最悪の事態に対する責任を未然に防止しようとする。

治療を計画する場合には,強迫観念・強迫行為と自動思考,不安との関連

表1 強迫観念,自動思考,回避行動,儀式的行動の関連

| 強迫観念 | 自動思考 | 回避行動 | 儀式的行動 |
| --- | --- | --- | --- |
| 職場の鍵をかけなかった | 泥棒が入って,その責任を問われるだろう | 最後まで職場に残る | 鍵をかけたかどうか繰り返し確認する |
| 湯沸かしの電気を切らなかった | 職場が火事になって,責任問題になる | 湯沸かしを使う | |
| 家族が病気になるかもしれない | それを未然に防がなければならない | | |
| 手が汚れている | 子どもを病気にしてしまうことになるだろう | 外で買った物に触れる | 手を繰り返し洗う |

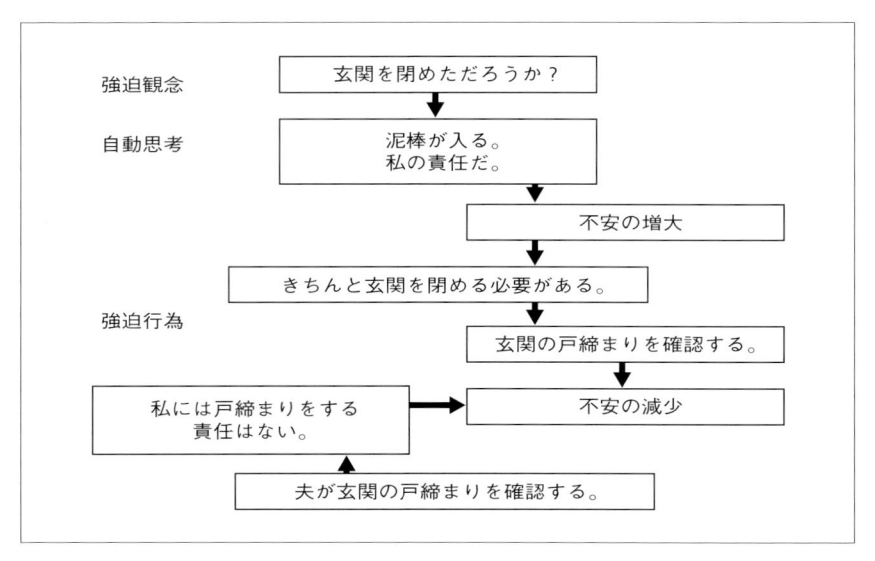

図2 強迫の認知的概念化図

を，認知的概念化図（図2）として示せば，病態に対する患者の理解を促すことができる。図を利用することで，「玄関を閉めただろうか」という強迫観念に続く認知・感情・行動の連鎖とともに，夫の関与が強迫行為を緩和する機制を平易に説明できる。

OCDに関連する信念（beliefs）に関しては，「自分や他人にとって害となることを阻止できない（阻止しようとしない）のは，初めから危害を与えることと同じである」「結果に影響を与えうるということは，結果に対して責任があるということと同義である」「人は自分の思考や行動を完全に制御できなければならない」といった例が記載されている[6]。

## Ⅳ　OCDの認知療法

認知療法と行動療法は対立するものではなく，相補的な関係にある[8]。しかし，重要な相違をあげるなら，行動療法では暴露法によって慣れ（habituation）をもたらそうとするが，認知療法では恐怖に直面することで再評価（reappraisal）を可能とする。

OCDに対する認知療法の治療目的は，患者が（1）実際の責任の度合を知り，（2）恐れていることが実際には起こらないこと，仮に起こったとしても，予想するほど壊滅的なものではないことを認識できることである。

一般に，認知療法が適用されるのは以下のような場合である[8]。
① 暴露法を用いながら再評価を促す。
② 反復する強迫観念を処理する。
③ 責任の回避と保証を執拗に求める態度を処理する。
④ 暴露反応妨害法を容易にし，治療脱落を防止する。
⑤ 強迫に伴う抑うつを処理する。

認知療法の治療技法としては，対話と思考記録による論理的分析（logical analysis）と，強迫に関連した認知の非機能性を実証するような経験的事実を収集する行動実験（behavioral experiments）がある。いずれにしても，「過剰な責任」を主題とする非機能的認知を検証し，脅威を与えることが少ない機能的認知（別の解釈alternative interpretations）に変換することが目指される。

1　非機能的認知の"再評価"

強迫には二分法(全か無か)的思考が伴いやすい。患者にとって,責任とは往々にして100パーセントの責任のことである。そこで,破局と責任を主題とする非機能的認知に対する介入では,患者が予測する破局的事態(たとえば,火事)について,責任の分散を図るようにする。

この場合,図示することが有効とされる。円グラフを作成する要領で,最悪の事態に関与する要因を患者といっしょにあげてみるとよい[7]。患者に責任が全くないことを示すのではなく,複数の要因が関連して事態が発生することを理解してもらうためである。

2　反復する強迫観念の処理

強迫行為が明確でなく,強迫観念だけが反復する場合の治療目標は,脳裏に侵入してくる思考(intrusive thoughts)が存在したとしても,そこにそれ以上の意味がないことを患者が認識できることである。

それには,侵入的な思考を予期する形で生じさせ,それに対応できるようにするとよい。1つの方法として,その思考内容を録音し,そのテープを繰り返し聞くことがある[7]。最初はそれに伴って生じる不安が少ない場面で練習し,やがて少しずつ困難を覚えている場面に進むようにする。

## V　OCDの治療－SSRIと認知行動療法の効果

MEDLINEによって,obsessive-compulsive disorder [mh] AND cognitive therapy [mh] AND randomized controlled trial [pt] AND 1997：2000 [dp]をキーワードとして検索した7件の論文から,新しい抗強迫薬fluvoxamineと認知行動療法の効果をみた最近の研究を選択し,表2に示した。

日常臨床では,薬物療法を実施した後に暴露反応妨害法や認知療法を併用することが通例と考えられるが,この点についてvan Balkomら[9]の得た結果は否定的なものであった。また,同じグループによるde Haanら[1]の研究は,急性期治療だけでなく治療終了後の追跡時においても,薬物療法との併用が必ずしも単独治療の効果を上回らないことを示している。

表2 新しい抗強迫薬fluvoxamineと認知行動療法―比較研究

| 研究者 | 治療法 | 結果 | 結論 |
|---|---|---|---|
| van Balkom et al.<br>(1998) | CT<br>EXP・RP<br>SSRI＋CT<br>SSRI＋EXP・RP<br>未治療（待機） | CT<br>＝EXP・RP<br>＝SSRI＋CT<br>＝SSRI＋EXP・RP | SSRIによる治療後CTやEXP・RPを併用しても，最初からCTやEXP・RPだけで治療した場合と同じである。 |
| de Haan et al.<br>(1998) | CBT<br>CBT＋SSRI | 急性期治療<br>CBT＝CBT＋SSRI<br><br>追跡時<br>CBT＝CBT＋SSRI | 急性期治療ではCBT単独とSSRIとの併用療法の効果は同じである。<br><br>追跡時も効果は持続する。 |

CT：認知療法　　EXP・RP：暴露反応妨害法　　SSRI：fluvoxamine　　CBT：認知行動療法

## VI　おわりに－発展途上の認知療法

　冒頭にあげた『エキスパートコンセンサスガイドライン』[4]では，OCDに対する認知行動療法として，暴露反応妨害法と認知療法の併用が推奨されている。しかし，Beckの認知療法に依拠した介入[6,7,8]は，まだ十分なエビデンスを得るには至っていない。「責任」を鍵概念としたSalkovskisの提唱する強迫の認知モデルは，さらに洗練される必要があるかもしれない。また，わが国における認知療法の普及度から判断して，個別の症例に対する臨床経験の蓄積が強く望まれる。

### ■文　献

1) de Haan,E., van Oppen,P., van Balkom,A.J. L.M. et al.：Prediction of outcome and early vs. late improvement in OCD patients treated with cognitive behaviour therapy and pharmacotherapy. Acta.Psychiatr.Scand., 96；354-361, 1997.

2）井上和臣：精神療法—最近の進歩，認知療法．最新精神医学，2；551-557，1997．
3）井上和臣：不安障害—外来治療の進め方—，症例2へのアプローチ，認知療法による初期治療．こころの臨床a・la・carte，18；483-486, 1999.
4）March,J.S., Frances,A., Carpenter,D. et al.：The Expert Consensus Guideline Series：Treatment of Obsessive-Compulsive Disorder. J.Clin.Psychiatry, 58（suppl.4）, 1997.（大野 裕：エキスパートコンセンサスガイドライン：強迫性障害の治療．ライフ・サイエンス，東京，1999.）
5）坂野雄二：認知行動療法．日本評論社，東京，p.13-26, 1995.
6）Salkovskis, P.M.: Understanding and treating obsessive-compulsive disorder. Behav. Res. Ther., 37（suppl. 1）；S29-S52, 1999.
7）Salkovskis,P.M., Forrester,E., Richards,C.：Cognitive-behavioural approach to understanding obsessional thinking. Br.J.Psychiatry, 173（suppl. 35）；53-63, 1998.
8）Salkovskis,P.M., Warwick,H.M.C.：Cognitive therapy of obsessive-compulsive disorder. In：(ed.), Perris,C., Blackburn,I.M., Perris, H. Cognitive Psychotherapy. Theory and Practice. Springer-Verlag, Berlin, p.376-395, 1988.
9）van Balkom,A.J.L.M., de Haan,E., van Oppen,P. et al.：Cognitive and behavioral therapies alone versus in combination with fluvoxamine in the treatment of obsessive compulsive disorder. J.Nerv.Ment.Dis., 186；492-499, 1998.
10）山上敏子：行動療法2．岩崎学術出版社，東京，p.113-131，1997．

> 教育講演 2

# 強迫症状，強迫性障害，強迫性人格障害について

切池 信夫[*]　松永 寿人[*]

## I　はじめに

　強迫を宗教的世界から医学の世界の概念としてとりあげたのはEsquirol, J.E.D.（1838年）[8]である。その後，概念の変遷を経て，現代の強迫性障害の概念に至っている。しかし強迫症状は，強迫性障害をはじめ種々の精神障害や神経疾患にも生じる。さらに1980年にDSM-Ⅲにより多軸の診断基準が確立され，Ⅱ軸に人格障害が診断されるようになってから，強迫性人格障害との関連についても興味がもたれるところである。

　摂食障害患者において，食物やカロリーへの強いとらわれ，徹底した摂食制限，過活動といった強迫的な中核症状を除外しても強迫症状を高率に認め，強迫性障害や強迫性人格障害のcomorbidityの高いことが知られている。そこで今回は，強迫症状，強迫性障害，強迫性人格障害の関連について，摂食障害患者と強迫性障害患者における我々の研究結果を中心に紹介し，若干の考察を加えたい。

## II　Anorexia nervosaと性格との関連

　Janet, P.は強迫の臨床像を詳述しているが，1903年にanorexia nervosa（AN）患者を強迫型とヒステリー型に分類している[7]。その後，多くの研究

---
[*]大阪市立大学大学院医学研究科神経精神医学

者によりAN患者の性格面について検討がなされ，完全主義的で強迫的な性格傾向が指摘されている[12]。そして，このような性格面がANの発症に何ら関与しているのではないかと考えられてきた。しかし，方法論的に問題があり，完全主義的で強迫的な性格傾向が，今でいう強迫症状をとらえているのか，強迫性障害の合併をみているか，さらには強迫性人格障害をみているのかについて，区別がつかない。

## III 摂食障害と強迫症状

AN患者において，食物やカロリーなどへの強いとらわれ，徹底した摂食制限や痩せへの追究，痩せるために徹底的に運動に励む過活動性など，強迫的な中核症状を認める。このことから，摂食障害と強迫症状や強迫性障害との関連について注目されてきた。そして，強迫性障害の生物学的研究が急速に進歩したことに刺激されて，ANやbulimia nervosa (BN) の強迫症状をMaudsley Obsessional-Compulsive Inventory (MOCI) やYale- Brown obsessive-Compulsive Scale (Y-BOCS)[5]などを用いて，客観的に評価され，低体重のAN患者において体重や体型へのこだわり，徹底した摂食制限，過活動性などの強迫的な中核症状を除外しても，Y-BOCSで強迫性障害患者とほぼ同等の高得点を示すことが報告されている[9]。松永ら[13]は，AN13例（摂食制限型6例，過食型7例，AN群）とBN14例（BN群）にMOCIを施行

表1　摂食障害と強迫性障害患者における強迫症状について[13]

|  | 摂食障害 | | 強迫性障害 | 正常対照 |
|---|---|---|---|---|
|  | AN (n=13) | BN (n=14) | (n=14) | (n=14) |
| MOCI | 10.9±5.5*# | 12.9±5.8*# | 18.6±4.9* | 4.3±1.5 |
| 1) Checking | 3.4±2.5*# | 3.9±2.4* | 6.0±2.1* | 0.3±0.6 |
| 2) Cleaning | 2.5±2.2# | 3.5±2.0 | 5.6±2.7* | 1.9±1.1 |
| 3) Slowness | 2.6±1.4*# | 2.6±1.6*# | 4.4±1.6* | 0.9±1.0 |
| 4) Doubting | 3.8±1.5* | 4.3±1.6* | 5.1±1.5# | 1.5±0.7 |

\* $p<0.05$：C群と比較して
\# $p<0.05$：OCD群と比較して

し，強迫性障害14例（OCD群）と健常女性14名（C群）の結果と比較した。その結果（表1），AN群およびBN群は MOCI総得点，「checking（確認）」，「cleaning（清潔）」，「slowness（優柔不断）」，「doubting（疑惑）」の各下位尺度得点において，OCD群に比し低値を示したものの，C群より高値を示した。さらにMOCI総得点で13点（13/12）を切断点としたとき，AN6例（46％），BN7例（50％）が13点以上の高得点を示したのに比し，C群では一例も認めなかったことを報告している。さらにY-BOCSにてAN患者の強迫症状を検討した研究[21]では，病相期において健常対照群に比し高値を示し，これが少なくとも1年以上体重と生理が回復した状態でも持続することが報告されている。

一方，BN患者についても，Y-BOCSで健常対象群に比し高いスコアを示し[17,24]，さらに過食や嘔吐などが回復した状態においても高いスコアであったことが報告されている。

以上まとめると，ANやBN患者において強迫症状を，摂食障害の症状が活発な時期において認め，さらに摂食行動異常や体重が回復した状態でも存在するようである。これらのことから，強迫症状は病前から存在し，これが摂食障害によりさらに増強され，摂食障害患者の病前性格とみなされる根拠を提供しているのではないかと考えられた。

## Ⅳ 摂食障害と強迫性障害のcomorbidity

一般人における強迫性障害の有病率は，世界各国において0.7～3.6％と報告されている[25]。しかし，摂食障害患者における強迫性障害のcomorbidityはさらに高率で，ANでは9～69％，BNでは4～43％と報告されている[10]。そこで我々はANの摂食制限型（ANR）62例，過食／排出型（ANBP）36例，BNの排出型（BNP）57例，非排出型（BNNP）16例に対し，DSM-Ⅲ-RのAXIS-Ⅰの不安障害をSCIDにて診断し，そのcomorbidityについて検討した（表2）[6]。摂食障害171例中74例（43％）が，調査時あるいは過去の一時期に何らかの不安障害の診断基準を満たした。そしてANBP群の21例（58％），BNP群の32例（56％）が何らかの不安障害を合併し，これらはANR群の16例（26％）に比し有意に高率であった。不安障害のうち，強迫性障害が32

表2 摂食障害患者における不安障害のcomorbidity[6]

|  | ANR (62) | ANBP (36) | BNP (57) | BNNP (16) | Total (171) |
|---|---|---|---|---|---|
| Any anxiety disorder | 16 (26) | 21 (58)* | 32 (56)* | 6 (38) | 74 (43) |
| Panic disorder | 7 (11) | 8 (22) | 11 (19) | 1 (6) | 27 (16) |
| Agora phobia | 1 (2) | 3 (8) | 2 (4) | 1 (6) | 7 (4) |
| Social phobia | 4 (6) | 8 (22)* | 15 (26)* | 4 (25) | 31 (18) |
| Simple phobia | 2 (3) | 3 (8) | 3 (6) | 0 | 8 (5) |
| Obsessive compulsive D. | 5 (8) | 10 (28) | 13 (23) | 4 (25) | 32 (19) |
| Generalized anxiety D. | 3 (5) | 6 (17) | 11 (19) | 2 (13) | 22 (13) |

＊p＜0.05 compared to ANR group

例（19％）と最も多く，ANBP群，BNP群，BNNP群の3群はそれぞれ23〜28％と，ANR群の8％に比し有意に高率であった。次いで社会恐怖，恐慌性障害，全般性不安障害と続いた。我々の結果では，強迫性障害のcomorbidityはANR群に比しANBPとBN群の2群で有意に高率であったが，Fornariら[3]もANBPやBN群がAN群に比して，強迫性障害の生涯有病率が高率であったと，我々と同様の結果を報告している。しかし，摂食障害の病型別による強迫性障害のcomorbidityについては摂食制限型のAN患者がBN患者に比しより高率であったとする報告[2]や，両群間に差を認めないとする報告[1]などがあり，未だ一定の見解に達していない。これには診断にSCIDを用いたり，National Institute of Mental Health Diagnostic Interview Schedule（DIS）を用いたりなど，診断法や対象患者の若干の相違に由来するのではないかと考えられた。しかし，いずれにしても，摂食障害において強迫性障害のcomorbidityは高率であるものと考えられた。

## V　強迫性障害の症状

強迫性障害の症状の内容について，強迫性障害患者75例について検討した（表3）[14]。男性33例，女性42例で，調査時年齢は平均31.8歳，初発年齢は平均23.9歳，罹病期間は平均7.6年であった。強迫観念として汚染，攻撃，正確さと対称性についてのものが多く，強迫行為について確認，清掃と洗浄，

表3 強迫性障害75例における強迫症状の内容[14]

| Obsessions | | Compulsions | |
|---|---|---|---|
| Contamintion | 35 (47%) | Checking | 37 (49%) |
| Aggressive | 29 (39%) | Cleaning/Washing | 32 (43%) |
| Need for symmetry or exactness | 23 (31%) | Repeating rituals | 25 (33%) |
| Somatic | 6 (8%) | Ordernig/arranging | 15 (20%) |
| Sexual | 6 (8%) | Counting | 14 (19%) |
| Hording/saving | 5 (7%) | Hording/collecting | 5 (7%) |
| Religious | 3 (4%) | | |
| Miscellaneous | 14 (21%) | Miscellaneous | 14 (19%) |

表4 OCD患者の男女による強迫症状（Y-BOCS）の比較[18]

| | Male (N=40) | Female (N=54) |
|---|---|---|
| Obsessions | | |
| 　Aggressive | 20 (50%) | 16 (30%) |
| 　Contamination | 16 (40%) | 32 (59%) |
| 　Need for symmetry or exactness | 14 (35%) | 18 (33%) |
| 　Sexual | 5 (13%) | 2 (4%) |
| 　Somatic | 3 (8%) | 4 (7%) |
| 　Hoarding/saving | 2 (5%) | 5 (9%) |
| 　Religious | 2 (5%) | 2 (4%) |
| 　Miscellaneous | 12 (30%) | 14 (26%) |
| Compulsions | | |
| 　Checking | 21 (53%) | 26 (48%) |
| 　Cleaning/washing | 14 (35%) | 31 (57%) |
| 　Repeating rituals | 17 (43%) | 12 (22%) |
| 　Counting | 11 (28%) | 6 (11%) |
| 　Ordernig/arranging | 5 (13%) | 12 (22%) |
| 　Hoarding/collecting | 2 (5%) | 4 (7%) |
| 　Miscellaneous | 9 (23%) | 14 (26%) |

繰り返す儀式的行為などが多く認められた。

次に，強迫性障害患者の男女における症状の内容について比較検討した[18]。男性40例と女性54例で，年齢はそれぞれ平均31.9歳と31.8歳，初発年齢は

それぞれ平均22.4歳と24.3歳であった。Y-BOCSの平均値はそれぞれ27.9と27.4と、両群間に差を認めなかった。そして、表4に示すごとく、男女間において、症状の内容について際立った差を認めなかった。

次に強迫性障害を伴ったAN21例の強迫症状の内容について年齢と性を適合させた強迫性障害患者23例と比較した[16]。正確さと対称性、整理整頓がAN患者に高率に、確認は強迫性障害患者に高率に認められた。さらにAN患者を摂食制限型（16例）と過食／排出型（16例）、BN患者16例について、強迫性障害患者（18例）と比較すると、摂食障害の3群が正確さと対称性、整理整頓などにおいて強迫性障害患者より高率であった。このように、強迫性障害を合併した摂食障害患者と強迫性障害のみの患者の強迫症状の内容において異なるようである。

## VI 人格障害のcomorbidity

1980年にDSM-Ⅲで人格障害の診断基準が確立され、これが第Ⅱ軸に診断されるようになり、ANやBNにおいて人格障害を高率に合併することが明らかにされてきた。自己記入式質問票や非構造化面接による診断には、どうしても診断一致率が低下したり、信頼性が不十分であったりといった問題があるので、ここで構造化面接による主な研究結果についてまとめると[11]、AN患者において、33～80％が少なくとも1つの人格障害と診断された。そして、摂食制限型の患者では強迫性、回避性、依存性などのクラスターCの人格障害が多く認められたのに比し、過食／排出型の患者では境界性、演技性などのクラスターBの人格障害が多く認められた。一方、BN患者の21～77％が少なくとも1つの人格障害と診断され、境界性、演技性、強迫性、回避性、依存性などのクラスターBとCの人格障害が多く認められている。

次に、我々も摂食障害患者における人格障害のcomorbidityについて検討を加えた[15]。ANの摂食制限型（ANR）36例、過食／排出型（ANBP）30例、BN（BN）42例に対し、DSM-Ⅲ-RのAXIS-Ⅱの人格障害をSCIDにて診断した。その結果、摂食障害108例中55例（51％）が調査時あるいは過去の一時期に何らかの人格障害の診断基準を満たした。そして、ANの摂食制限型の患者において回避性、強迫性、依存性などのクラスターCの人格障害を17～

25％に認めたが，他の人格障害は6％以下であった．しかし過食／排出型の患者についてみると，境界性人格障害が約37％と高く，次いで回避性，依存性，強迫性人格障害と続いた．一方BN患者についてみると，境界性，反社会性，演技性，自己愛性などのクラスターBの人格障害が約10～19％に認め，回避性，依存性，強迫性などのクラタスターCの人格障害を約12～19％に認めた[14]．

　強迫性障害における強迫性人格障害のcomorbidityについてみると，一般的に回避性が約30％，依存性が10～20％，演技性が5～25％，分裂病型が約15％で，強迫性人格障害は5～17％と報告されている[22]．そこで我々も，強迫性障害における強迫性人格障害のcomorbidityについて検討した[14]．強迫性障害75例についてSCID-Ⅱにより人格障害を診断した．40例（53％）に何らかの人格障害の生涯有病率をみた．その内訳は，クラスターCの人格障害が53％と最も多く，回避性25％，強迫性13％，依存性12％であった．次いでクラスターAの人格障害が多く，分裂病型12％．妄想性12％であった．クラスターBは17％と少なかった．さらに強迫性障害患者を男女に分け，人格障害について検討した．その結果，男性において妄想性や分裂病型などのクラスターAの人格障害を有意に高率に認め，依存性の人格障害は有意に低率であった．しかし，強迫性人格障害では両群間に差を認めなかった．

　強迫性障害患者の人格障害や洞察の有無により臨床特徴に差があるかどうかについて検討した[14]．強迫性障害患者で人格障害を合併した39例とこれの合併の認めない36例について比較した．人格障害を有する強迫性障害患者は，既婚率，就業，GAFSスコアにおいて有意に低値を示した．次に強迫性障害患者を洞察の有している50例と，これを認めない28例について，その臨床特徴を比較した[19]．患者背景において差を認めなかったが，Y-BOCSの総スコアとZungの抑うつ症状評価尺度において，洞察を認める群が認めない群に比して低値を示した．しかし，強迫症状の内容において差を認めなかった．人格障害のcomorbidityについてみると，洞察を認めない群においてクラスターAの人格障害が有意に多く，このうち分裂病型を高率に認めた．

## Ⅶ 強迫性障害と強迫性人格障害との関連

摂食障害における,強迫性人格障害のcomorbidityは,ANの3〜38%,BNの3〜21%と報告されている[10]。しかし,強迫性障害と強迫性人格障害のcomorbidityは2〜28%[20]と低く,同じ名称がつけられているにもかかわらず両者の関係は密でない。そこで強迫性障害を合併したAN患者と強迫性障害のみの患者について,人格障害の内容について比較検討した[19]。表5に示すように,強迫性障害を合併したAN患者では,強迫性と回避性人格障害をそれぞれ38%,依存性人格障害を19%に認めたのに比し,強迫性障害のみの患者では,回避性と依存性人格障害が17〜22%で,強迫性人格障害が約9%と,AN患者と比べて有意に低値であった。この結果をみる限り,強迫性障害と強迫性人格障害はそれほど関連せず,それぞれ独立したものと考

表5 OCDを伴うAnorexia nervosa患者とOCD患者の人格障害[19]

| 人格障害 | AN＋強迫性障害 N=21 | 強迫性障害 N=23 |
|---|---|---|
| クラスターA | | |
| 妄想性 | 1 (5%) | 2 (9%) |
| 分裂病質 | 0 | 1 (4%) |
| 分裂病型 | 0 | 2 (9%) |
| クラスターB | | |
| 反社会性 | 0 | 0 |
| 境界性 | 2 (10%) | 4 (17%) |
| 演技性 | 0 | 0 |
| 自己愛性 | 1 (5%) | 1 (4%) |
| クラスターC | | |
| 回避性 | 8 (38%) | 5 (22%) |
| 依存性 | 4 (19%) | 4 (17%) |
| 強迫性 | 8 (38%)* | 2 (9%) |
| 受動攻撃性 | 0 | 0 |
| 自己敗北型 | 2 (10%) | 0 |

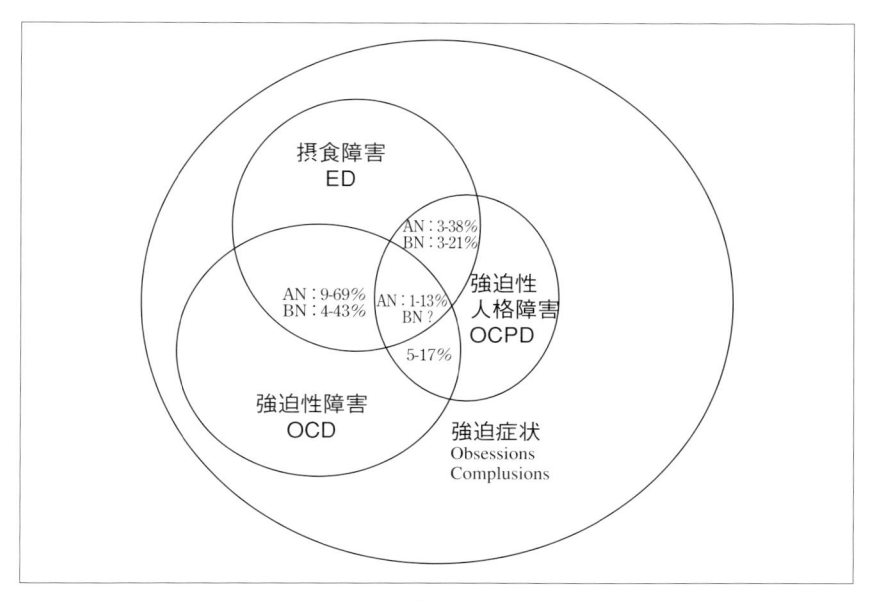

教育講演2　強迫症状，強迫性障害，強迫性人格障害について

図1

えられる。そしてAN患者において強迫性障害を合併すると強迫性人格障害を高率に認めるのは，AN患者にみられる完全主義的傾向が影響しているのではないかと考えられた。というのは田中ら[23]は，摂食障害患者における完全主義的傾向について多面的に検討するために，Multidimentional Perfectionism Scale[4]をANやBN患者に施行し，AN患者は対照群に比し「自身の高目標」「整理整頓好き」の下位尺度で高得点を示し，これらの傾向がAN患者にみられる強迫性障害や強迫性人格障害のcomorbidityの高さに影響している可能性を示唆している。

　最後に，強迫症状，強迫性障害，強迫性人格障害との関連についてまとめたものを図1に示した。

■文　献
1）Braun,D.L., Sunday,S.R., Halmi,K.A.：Phychiatric comorbidity in patients with eating disorders. Phychological Medicine, 24；859-867, 1994.

2) Bulik,C.M., Sullivan,P.F., Carter,F.A. et al.：Lifetime anxiety disorders in women with bulimia nervosa. Comprehensive Psychiatry, 37；368-374, 1996.
3) Fornari,V., Kaplan,M., Sandberg,D.E. et al.：Depressive and anxiety disorders in anorexia nervosa and bulimia nervosa. Int.J.Eat.Disord., 12；21-19, 1992.
4) Frost,R.O., Marten,P., Lahart,C. et al.：The dimention of Perfectionism. Cognitive Therapy and Research, 14；449-468, 1990.
5) Goodman,W.K., Price,L.H., Rasmussen,S.A. et al.：The Yale-Brown Obsessive Compulsive Scale,1. Development, use, and reliability. Arch.Gen.Psychaitry, 46；1006-1011, 1989.
6) Iwasaki,Y., Matsunaga,H., Kiriike,N. et al.：Comorbidity of axis 1 disorders among eating-disordered subjects in Japan, Comprehensive Psychiatry (in press).
7) Janet,P.：Les Obsessions et La Psychasthenie, Paris, Felix, Alcan, 1903.
8) Jenike,M.A., Baer,L., Minichiello,W.E.：An overview of obsessive-compulsive disorders. In：(ed.), Jenike,M.A., Baer,L., Minichiello,W,E. Obsessive-Compulsive Disorder：Practical Management, Mosby, p.3-11, 1998
9) Kaye,W.H., Weltzin,T.E., Hsu,L.K.G.：Patients with anorexia nervosa have elevated scores on the Yale-Brown Obsessive-Compulsive Scale. Int.J.Eat Disord., 12；57-62, 1992.
10) Kaye,W.H.：Anorexia and bulimia, nervosa, obsessional behaviour and serotonin, in Eating Disorders. In：(ed.), Jimerson,D. and Kaye,W.H. Baillier's Clinical Psychiatry. International practice and Research, 3 (2)；319-337, 1997.
11) 切池信夫, 松永寿人：摂食障害とパーソナリティ障害, 精神科治療学, 12 (7)；785-794, 1997.
12) 切池信夫：摂食障害の成因と病前性格. 精神科診断学, 11；147-162, 2000.
13) 松永寿人, 切池信夫, 永田利彦ほか：Anorexia nervosaおよびbulimia nervosa患者における強迫症状について－Maudsley Obsessional-Compulsive Inventoryによる評価－. 精神医学, 36 (5)；539-546, 1994.
14) Matsunaga,H., Kiriike,N., Miyata,Y. et al.：Personality disorders in patients with obsessive compulsive disorders in Japan. Acta Psychiatrica Scandinavica, 98；128-134, 1998.
15) Matsunaga,H., Kiriike,N., Nagata,T.Y. et al.：Personality disorders in patients with eating disorders in Japan. Int.J.Eat Disord., 23；399-408, 1998.
16) Matsunaga,H.,Kiriike,N.,Iwasaki,Y.et al.: Clinical characteristics in pateints with anorexia nervosa and Obsessive-compulsive disorder. Psychol. Med., 29；407-

414, 1999a.
17) Matsunaga,H., Miyata,A., Iwasaki,Y. et al.：A comparison of clinical features among Japanese eating-disordered women with obsessive-compulsive disorder. Compre.Psychiatry, 40；337-342, 1999b.
18) Matsunaga,H., Kiriike,N., Matsui,T. et al.：Gender differences of social and interpersonal features and personality disorders among Japanese patients with obsessive-compulsive disorder.Compre.Psychiatry, 41；266-272, 2000.
19) Matsunaga,H., Kiriike,N., Matsui,T. et al.：Clinical characteristics obsessive-compulsive disorder patients with poor insight（submited）.
20) MavissaKalian,M.R., Hamann,M.S., Abou Haidar,S.：DSM-Ⅲ personality disorders in generalized anxiety, panic/agoraphobia, and obsessive-compulsive disorders.Compre.Psychiatry, 34；243-248, 1993.
21) Srinivasagam,N.M., Kaye,W.H., Plotnicov,K.H. et al.：Persistent perfectionism, symmetry, and exactness after long-term recovery from anorexia nervosa. Am.J.Psychiatry, 152；1630-1634, 1995.
22) Summerfeld,L.J., Huta,V., Swinson,R.P.：Personality and obsessive-compulsive Disorder. In：(ed.), Swinson,R.P., Antony,M.M., Rachman,S. et al. Obsessive-Compulsive Disorder：Theory, Reserch, and Treatment. The Guilford Press, New York, p.79-109, 1998.
23) 田中秀樹，永田利彦，切池信夫ほか：摂食障害患者における完全主義的傾向. 精神医学，41；847-853, 1999.
24) von Ranson,K.M., Kaye,W.H., Weltzin,T.E. et al.：Obsessive-compulsive disorder symptoms before and after recovery from bulimia nervosa. Am.J.Psychiatry, 156；1703-1708, 1999.
25) Weissman,M.M., Bland,R.C., Canino,G.L. et al.：The cross national epidemiology of obsessive-compulsive disorder. J. Clin.Psychiat., 55；5-10, 1994.

「特別講演」

# Symptom Dimensions in Obsessive-compulsive Disorder: Developmental and Evolutionary Perspectives

James F. Leckman*

I am going to be sharing with you some of the research that we have been engaged in over the past several years. Some of it has to do directly with treatment implications for adult patients as well as for children who are affected with this condition. I will be talking about symptom dimensions of obsessive-compulsive disorder; I will be primarily taking a developmental perspective. I will be talking about evolutionary perspectives, offering a point of view about obsessive-compulsive disorder as a condition that may either result of a heightened awareness of things in the environment that may be potential threats.

What I would want to point out is the range of diversity in terms of the thematic content in obsessive-compulsive disorder that there are some individuals where their symptoms are primarily worries about aggression particularly about harm coming to close family members. Others will have religious or sexual content or somatic content or they will have worries about things being contaminated. The rituals and compulsions are typically rule-governed stereotypic behaviors. In addition to the obsessions and the compulsions, I have also been very interested in what I would call perceptually

* Child Study Center, Yale University School of Medicine

tinged phenomenon. These are things coming in from the outside where people are noticing that things may not look just right or sound just right. They may notice that in terms of how things feel on one side of their body or the other, that they are not even and they have to engage in compulsions until they are even from one side to the other. A sense of symmetry. Psychesthesnia, this is a word that coined originally by Jenner, France, a feeling of incompleteness, an internal sense of things not being just right and needing to be completed things until they are.

Of course with many symptoms of obsessive-compulsive disorder there's an autonomic arousal, a feeling of dread or anxiety that accompanied the obsessions and that to some extent, can be relieved by the performance of the compulsion. And then there are a number of comorbid conditions. By the time an individual reaches adulthood 60- 80% individuals with OCD will have experienced an episode of major depression. Clearly a very large risk factor for depression, generalized anxiety disorder, schizophrenia, sometimes you will find OCD as a premorbid condition for the later onset of schizophrenia. Tic disorders, this is an area I've been especially interested in, Sydenham's Chorea, a late manifestation of rheumatic fever is also something that can be accompanied by symptoms of obsessions and compulsions. There's a nice overlap between eating disorders and OCD, similarly body dysmorphic disorder, hypochondriasis and the paraphilias also can overlap and perform part of the spectrum of behaviors that we see in association with obsessive-compulsive disorder. The age of onset is bimodal. If you think about prepuberal onsets, it may be very important to know when those symptoms first began. For the prepuberal onsets, there is a male predominance. There is a frequent history, either in the individual or in the family, of a chronic tic disorder. Also, I would say that these prepuberal onsets, the early onset OCD, are also the ones that are more genetic, and more likely to have other family members affected, and unfortunately they probably comprise a group of individuals that are less responsive to classic treatments with the SSRIs. More often, they are in need of some sort of augmentation in terms of treatment. For the later onsets, there is no difference between males and females and there is not a family history or a personal history of tics. There is also this increased risk during the immediate post partum period for women and this varies from about 11% to 27%. It is a time when new mothers experience intrusive thoughts about doing harm to their babies that can be very severe and require treatment. The genetic factors, typically are associated more with the early onset forms of OCD and also with tic disorders. There are also these forms of OCD that are related to Sydenham's Chorea, a late manifestation of rheumatic fever, a post streptococcal phenomenon. We have also seen patients where, in response to psychostimulants, such as amphetamine or cocaine, they have developed obsessive-compulsive symptoms.

There are certain circuits in the brain that have been implicated in obsessive-compulsive disorder. Certain limbic areas, particularly the medial orbital frontal cortex, the anterior cingulate, that projects down to the head of the caudate, then to areas in the dorsal thalamus and then back to the cortex that have been particularly implicated. Serotonergic systems are the most strongly implicated but there is less compelling data for other neurotransmitter systems, including opioid, dopaminergic and adrenergic systems. So this is simply a graphic representation of this circuitry and there is a body of research actually coming mostly from pediatric psychiatrists, in particular, a fellow by the name of David Rosenberg in Detroit, where he has reported actually volumetric increases in the anterior cingulate. He has also reported that there may be a reduction in serotonin synthesis in some limbic, prefrontal areas. They have also found evidence in the head of the caudate, which is part of the ventral striatum of alterations in glutamic acid concentrations. They have reported a lower volume for a part of the pallidum as well as part of the dorsal striatum. They have also reported volumetric increases in the thalamus, this was a paper that was just reported last year. This circuit is, I think, probably one of the best established circuits in all of psychiatry and I think one of the ways of thinking about it. I'm sure it serves multiple functions but one of the functions that this circuit likely has is something like an error detection circuit. So, if there is something in the environment that is not just right, this circuit goes off and it's a sort of alerts the conscious mind. It also has these projections up from the midbrain ventral tegmental areas, the substantia nigra. We could also put the dorsal raphe here that is the source of many of the serotonergic projections. One of the areas I've been particularly interested in has been the inputs from the hypothalamus and although there is not time to talk about it, we've been very interested in the possible role of oxytocin that has its origins in the hypothalamus and its possible role in understanding more deeply obsessive-compulsive disorder.

This is a very famous slide from Lewis Baxter at UCLA. It was published nearly a decade ago but is basically comparing one patient here before and after drug treatment with SSRI and one patient here before and after behavioral therapy. And what was interesting in that report is that there was a reduction in the glucose utilization in the head of the caudate going from pre-treatment to post-treatment of SSRI and a similar kind of reduction was seen before and after behavioral therapy, particularly for the caudate on the right side. This has been variously interpreted but I think to show that some of the effects that we see in response to favorable pharmacological outcomes can also be achieved simply through behavioral therapy, exposure and response prevention, being of course, the most widely used.

Unfortunately, not everybody will use this and in reality there are many patients who only have partial response or an incomplete response or are treatment refractory all together. And it's partly because there are these mysteries that are left, in terms of why one patient responds so well and why another doesn't respond, that we've undertaken some of the research that I'll be sharing with you now.

What I would want to emphasize is that although we have a unitary conception of OCD that, to some degree, may be misleading. There is a variable expression across and within subjects. You can have two patients, very different ages of onset, very different premorbid histories, very different patterns of treatment response and OCD may not be just one thing. So OCD is not just one thing, what is the best way? What is the most fruitful point of orientation for us to take with regard to obsessive-compulsive disorder? Another challenge is that it is not a single gene disorder.

So we have worked hard with regard to categorical as well as dimensional approaches. A categorical approach would be to divide OCD according to some feature such as early onset. There is a good reason to try and divide it according to early onset. Before the age of ten, prepuberal, there's a different pattern of treatment response, a different genetics probably. Those are all good reasons. Another categorical approach that is very much overlapping with the early onset is tic-related OCD. And I think in your histories, as you listen to your patients, knowing whether or not they had an early onset or a tic history, may be a very important piece of information. Another approach is a dimensional approach. This one suggests that a lot of the symptoms of OCD are simply extreme variants of what we see normally, part of normal patterns of behavior, and we are looking at an extreme. And we will try to validate this dimensional approach by looking at extended phenotypes, the symptoms and course of illness. There is a limited number of neuroimaging and neurobiological studies we can look at as well as some very interesting treatment response data that may offer some preliminary validation of a dimensional approach to OCD.

I will just introduce it as a way of trying to understand the symptoms themselves, and say that people have tried to do factor analytic studies. To begin the Y-BOCS (the Yale-Brown obsessive-compulsive scale), you have to come up with a symptom check list, which symptom is the individual having at this particular moment. Well, Lee Baer at Harvard some years ago used the current version of the Y-BOCS and he asked the question, there are about thirteen categories such as aggressive obsessions or checking compulsions. There are many symptoms in each of those categories and he tried to do a factor analysis and came up with one that had three factors and 48% of the variants explained. These were the three factors and let me introduce again a concept about the dimensional properties of these symptoms because I think it is essential. And that is that in the traditional way of looking at the Y-BOCS you are asked to consider all of the obsessions together and then ask how severe they are. How much time do they take, how much distress do they cause, how much control do they have etc? And then you do the same for the compulsions. And what I am proposing is that another way of looking at the same symptoms would be to look at these categories, these factors, these dimensions and to consider those separately.

We had 208 OCD patients that we had collected over a period of time, using a self-report version of the Y-BOCS. We had published a study about the family history of OCD in 1995 and there were 98 subjects. This was a more traditional interview based form of the

特別講演 Symptom Dimensions in Obsessive-compulsive Disorder: Developmental and Evolutionary Perspectives

Y-BOCS. So we computed the sum for each of the 13 symptom categories so that would be like aggressive obsessions or checking compulsions or hoarding symptoms, etc. And we did an independent factor analysis for the data set using a fairly traditional approach for factor analysis, principal component extraction with varimax rotation. And for both data sets the results were nearly the same and there were four factors that accounted for 63% of the variance(Fig.1). Here are the data that I would want you to consider most. The numbers here reflect the two data sets. That they were very similar and the factor loadings were identical for all four factors in both data sets. In some ways this makes good intuitive sense. The contamination obsessions were linked with washing compulsions, the saving obsessions were linked with

Fig.1

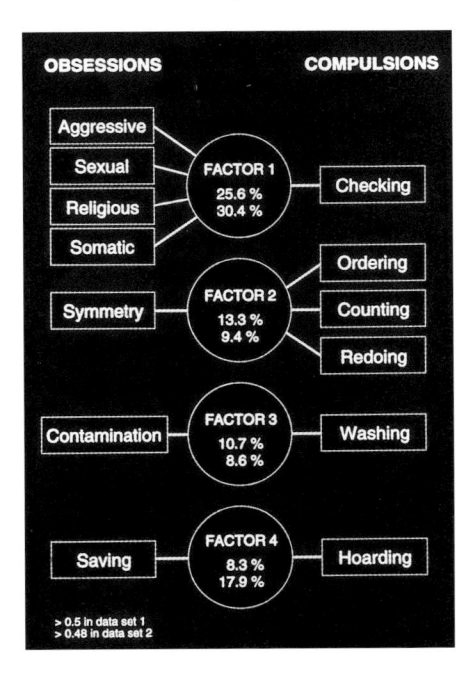

| OBSESSIONS | | COMPULSIONS |
|---|---|---|
| Aggressive, Sexual, Religious, Somatic | FACTOR 1 25.6% 30.4% | Checking |
| Symmetry | FACTOR 2 13.3% 9.4% | Ordering, Counting, Redoing |
| Contamination | FACTOR 3 10.7% 8.6% | Washing |
| Saving | FACTOR 4 8.3% 17.9% | Hoarding |

> 0.5 in data set 1
> 0.48 in data set 2

*111*

hoarding compulsions. Symmetry, ordering, exactness, counting, doing, redoing- something you see very commonly in tic disorders- emerged as a separate factor. And the one that accounted for the greatest amount of variance, aggressive worries about harm coming to close family members along with sexual, religious and somatic obsessions were paired with checking compulsions. One of the things that were currently doing is that we're trying to devise a new form of the Y-BOCS but rather than adding up all of these together and all of these together separately, we're looking now this way at obsessions and compulsions together, that differ in terms of their thematic content.

So another area that we have been really interested in as an example of the factor two that I was talking about the just right phenomenon; things needing to look or sound or feel just right. It is a matter of everything being just the way you like it to feel, to look and sound in a way that is normal so that it is comfortable. But the harder I worked to make the compulsion perfect, more strict my standards became. It began to snowball so that the harder I tried the harder it was to achieve. The experience that people tell you about is that everything else fades from view. When things do not look just right you cannot focus on anything except the fact that it does not look just right and as you try and adjust it so that it does look just right your standards become even higher and more refined. You have to try and try and try and try and sometimes you can never make it just right.

We also looked at the tic-related status and there were a total of nearly 100 of the individuals who had tics out of the 300. Both factor one, the obsessions and checking, and factor two, the symmetry, ordering, exactness, were associated with either Tourette's Syndrome and OCD or tics and OCD. It turns out that 14 of the patients were shared in common between both studies.

There was an interval of a little more than four years that divide the point at which the data was collected. Remarkably there was a very high agreement, the correlation for all of the factors over 51 months was very high across those 14 subjects.

Last year Laura Summerfeldt in Canada had 203 adult OCD patients and she basically asked the question, "What makes the most sense?" Is it to have one factor OCD or would it be better to divide things according to obsessions and compulsions (a two-factor model)? Or would it be better to have a 3-factor model like the one that Lee Baer used? Or what about the 4 factor model that we had published first in the American Journal of Psychiatry in 1997? It turns out that of all those four possibilities it was only our 4-factor model that worked well. The group from Harvard published last year in the Archives of General Psychiatry, a paper where they looked at 354, so even more patients than we had, and they identified 5 factors that explained 65.5% of the variants. Basically it was identical to the one that we published with one exception - and that was that the first factor that we had aggressive obsessions as well as sexual and religious obsessions were now divided into two. One factor had to do with aggression and harm and the other factor had to do with religious and sexual obsessions. So I think that future data will show whether it is wise to divide that or not.

I would like to now raise with you the question of there is any evidence that would support this dimensional approach to obsessive-compulsive disorder being a useful and fruitful point of view. What I would like to do is to review genetic data, data concerning neurobiology and neuroimage, treatment response data, and finally I would like to share with you the results of a study that we did looking at normally developing children and the emergence of some of these symptoms early in their lives.

This is a study that was published last year, I was the co-author

*113*

of this paper by John Alsobrook. It basically asks the question. If you take people who score high on factor one (the aggression, harm, sex and religion obsessions) versus those that score low, and you look at their first degree family members. This is showing that there is nearly a doubling of risk as you are much more likely to find family members affected if the index case has a high level of obsessions in this category. And the different set of individuals but if you score high on factor 2 we also found that you were more likely to have first degree family members affected. We have recently been doing a genomic scan study actually looking at early onset OCD cases who had Tourette's Syndrome, and had confirmed some of these results in that sample may actually have some genetic low side that we think may be important in understanding these two factors. Interestingly that study also revealed the possibility that there may be a single gene responsible for the hoarding symptoms.

Here is a brain imaging study that was done by Scott Rauch at Harvard University. He used our factor 1 scores, worries about harm, sex and religion obsessions and he studied 14 adult OCD patients. They were looking at a neuropsychological test and they were administering during that test a radioactive form of water $^{15}O$ water. They were hypothesizing that a structure in the brain, the striatum, caudate nucleus, the putamen and the globus pallidus, would be associated with a high level of activity with regard to factor 1. And that is exactly what they found. These were the areas in the brain that correlated with the level of factor 1 scores that they had. It was almost as if they took a pencil and outlined the basal ganglia.

A third area that supports the validity of this dimensional approach concerns treatment response data. There have been two studies so far that have suggested that if you have hoarding symptoms you are less likely to be a good respondent to SSRI treatment. First one came from the University of Iowa, Don Black and he found that the presence of hoarding symptoms predicts poor treatment response in 38 OCD patients. As a footnote to the Harvard study, they also found that hoarding symptoms predicted poor treatment response for the SSRIs. So I think there is fairly good, preliminary data that indicate that a dimensional approach to obsessive-compulsive symptoms may be useful in genetic neurobiological and treatment response studies.

We are in the midst of developing a dimensional form of the Y-BOCS and if anyone is interested I did bring along one copy in English if people would like to share that.

So now let me move to a very interesting part of the presentation and this is simply looking at the emergence of obsessive-compulsive-like behavior in young children. I will be talking primarily about childhood rituals, but I have also spent a fair amount of time over the last few years looking at the obsessive-compulsive aspects of early parental behavior. The intrusive thoughts and worries that expected parents have about the well being of their child and some of the compulsions.

So Arnold Gessell was the founder of the child study center where I now work. He was a well-known pediatrician and child developmentalist. His Dad was a photographer in the mid-west and he became fascinated with the new technology of that era which was cinematography. He wanted to clock the normal development of children stage by stage and to record it on film. Back in the early 40's and before in the 1930's he began longitudinal studies of normal children trying to trace the emotional development and physical development in the capacities of children. Among other things, he reported on bedtime rituals. Going to bed is complicated for a two-year old. Bedtime often grows into an elaborate and rigid structure. There is a coming upstairs ritual, a brushing of teeth ritual, getting into bed, pulling down the shades, kissing and even a specially worded goodnight ritual. There may be cultural differences, but I would be surprised if there are parents of two- to three- year old children in the audience if there was not some confirmation that this is true. It is also interesting that there needs to be that, as with OCD, rituals sometimes have to be done in just the right way. If you say goodnight in the wrong way, it is not good enough. The child will ask you to say it in just the right way. It is clearly a production that is a joint production between parents and children. You can also see childhood rituals so here is a two and a half-year-old. They weigh heavily on the entire household. The child is likely to know where everything belongs and to insist that everything remains in its place. Chairs must be placed at specific angles, and certain pictures must remain on certain tables, so again a little bit like the OCD patient who has the factor 2 set of symptoms in terms of ordering- arranging just right phenomenon.

As we think about the developmental perspective and the evolutionary perspective we will be raising the question about why should these behaviors appear in childhood at this time and what purposes may they normally have during the course of development. The reason for this study was to examine the onset and developmental course of repetitive behaviors in young children from 8 months to 72 months of age and to evaluate the relationship between the persistence of repetitive behaviors and parental obsessive-compulsive symptoms. We collected information both about the children as well as from the parents. There were nearly 1500 children from 8 to 72 months. I will share with you the results of a study done in Israel that was comparable to this one. If you simply take the number of items endorsed, there were about 18 items on this scale and they peaked at about two years of age. That was very similar to what Geselle in his anecdotal reports would have suggested from the 40's, and you can see it has a particular developmental time course. Even more interesting for us was that there was a particular cascade of developmental progression of symptoms of behaviors. The bed time ritual appeared at about 17 months, a little bit later, repeats the same action, a little bit later, perfectionism, the need for just right arranging a little later, symmetrical alignments. Very concerned with dirt and germs, collects and stores objects, factor 4 as opposed to factor 3 also in a developmental sequence. The earlier in development that you saw a child doing this, the brighter they were, the higher they scored on various developmental indices. On the other end of the developmental continuum the longer the child persisted with these behaviors, the more likely we were to find that their parents also had obsessive-compulsive symptoms. Parents themselves had obsessive-compulsive symptoms. The origins of these dimensions may be reflected in features of normal development. That is the only point I wanted to make.

Let us take a couple of different viewpoints with regard to evolution and ethology. I think that one way of thinking about this is that at a fairly early point in development a child is able to hold in mind what it expects to see in the world. In the earliest stage this might be "what does my mother's face look like?" We know there is a phase in normal child development called stranger anxiety. When initially a child first sees a human face in the first weeks of life, there is a smile. It does not matter if it is a cartoon of a face, they will still smile. A few months later if they see a face and it is not their mother's or a familiar face, they will become anxious and cry. They are basically comparing some internal memory with what they see in their perceptual reality. It probably sets the stage for adaptive alarm systems, as well as a vulnerability to obsessive-compulsive disorder. It may underlie the acquisition of mastery skills and consciousness. One example that there is a basketball star in America who has a form of OCD and tics. I should also say that he had the highest percentage of free throw shooting correctly almost 90% of the time or higher, he goes for the free throw line and he is successful. The way he practices is that he puts a blindfold on and shoots the baskets until just the sound of the basketball going through the net is perfect. It cannot hit the rim, it cannot hit the backboard, and it can only go through the net. When it goes through the net, it has to sound just right. I can also say, I have met many OCD individuals who are superb athletes. One of the world champions of Taekwon-do actually stopped by to see me last summer and he was convinced that his OCD helped him to learn the forms of that particular martial art.

So I think that the beginning of our ability to allocate attention to see in the world what is important and what is not important begins with the mother's face and voice and touch and gradually extends into the home environment and into the world beyond. It is a way of understanding some of the origins of this circuit we were talking about OCD symptoms from this dimensional perspective.

What is more important for this baby at this moment is what it sees in its mother's face. The parent is helping to understand what is in the outside world that is crucially important in terms of the child's development. This sort of joint attention paradigm, as you move beyond the smaller domain of the parent and into the domain of the home, shows the need for things to look just right and there may be something adaptive about that. It may be something that if things do not look just right it would be important to know why. Here we may want to look back on our evolutionary history, for example. In our evolutionary history too, one can imagine that there would be times when if you did not pay particular attention to things being clean and disinfected then you might actually be at risk for there not being a next generation because people would die of illness. The same could be said for the hoarding. There were probably times in our evolutionary history that unless you were a hoarder to some degree your family would be at a greater risk of not continuing to the next generation.

As I mentioned, we are interested in developing a rating scale. The reason for this is that it may be that if you take a careful look at your patients, he is one who is really high on factor 1 and 2, do we know anything different about their patterns of treatment response to SSRIs or to behavioral treatment. We have some indication that the factor 4 individuals, (the ones who score high on hoarding) may do less well on SSRI treatment. Maybe it would be important to know if this dimensional rating scale would be useful or not.

I'll move to the pharmacotherapy, I know in Japan, none of these are approved for use in children. Just last year virtually all of them have been used in clinical trials with children and have been found to be effective. There are remarkably good drugs in terms of their risk benefit ratios, with the exception of clomipramine that has more side effects.

Fig.2

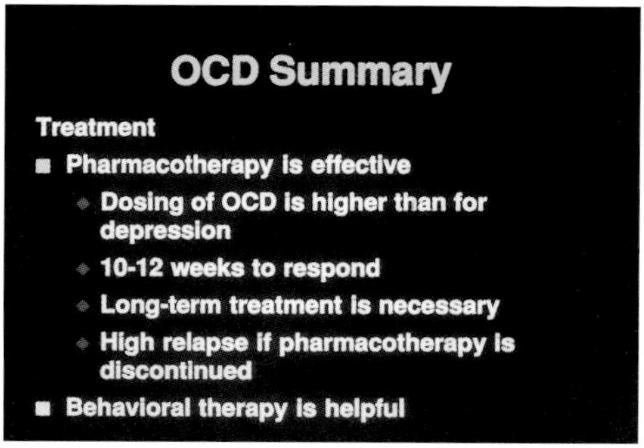

**OCD Summary**

Treatment
- Pharmacotherapy is effective
  - Dosing of OCD is higher than for depression
  - 10-12 weeks to respond
  - Long-term treatment is necessary
  - High relapse if pharmacotherapy is discontinued
- Behavioral therapy is helpful

In summary, the pharmacotherapy is effective and we found that OCD dosing is higher than what is needed for depression. It is a little bit longer in terms of what you would do for depression. Long term treatment is necessary. High relapse, if pharmacotherapy is discontinued, has also been our experience. Interestingly the behavioral treatment when it is effective, is the most effective treatment of all because you do not see the symptom relapses that often and you do not need to use the medication. (Fig.2)

Therefore, we have covered a fair amount of ground this afternoon. Thank you for your attention.

❯　　❯　　❯

## 強迫性障害における症状のディメンジョン：
### －発達学および進化論的観点から－

　私どもがこの数年間行ってきた研究の一端を紹介します。そのうちの一部は，この疾患に罹った成人患者や小児患者の治療に直接関連しているはずです。これから強迫性障害の症状のディメンジョンについて話します。まず，発達学的観点から見ていき，それから，進化論的側面から，強迫性障害に対する1つの見方，つまり物事への強いこだわりが強い脅威となりうる状態として強迫性障害をとらえるという視点を提示します。

　私が指摘したいのは，強迫性障害の強迫の内容に関する多様性についてです。ある人たちは攻撃性，特に身近な家族に対する危害についての不安が主な症状です。また，宗教的あるいは性的な内容，身体的な内容の人もいれば，汚染された物への不安をもっている人もいます。儀式や強迫行為は独特のルールが支配する常同行動です。強迫観念と強迫行為の他に，知覚的にかすかな色を帯びた現象と私が呼んでいることにも，非常に関心をもってきました。外の世界は，物事は完全に正しくは見えないし，完全に正しくは聞こえないということに気づいているところからやってくるものです。彼らは，自分の

身体の片側または別の側でいかに物事を感じるかという点で，自分は均一ではなく，片側ともう片側が均一になるまでは，強迫行為を続けなくてはならないということに気づいているかもしれません。対称の感覚 Psychesthesnia，これはフランスの Jenner が最初につくった言葉です。不完全であるという感覚です。物事が完全には正しくないという内なる感覚，あるべき姿になるまで，物事を完成させる必要があるという内なる感覚です。

　もちろん，強迫性障害の多くの症状には，自律神経の興奮，強迫観念に伴う恐れや不安の感情があります。それはある程度，強迫行為を行うことによって軽減することができます。それから，多くの併存症状があります。こうしたOCDを有する人たちの60～80％は，成人に達するまでに，大うつ病のエピソードを経験するでしょう。明らかに，うつ病，全般性不安障害，精神分裂病のリスクファクターは非常に大きく，ときに，OCDがのちの精神分裂病発症の病前状態であることもあります。それからチック障害—これは私が特に興味を持ってきた領域ですが—，シデナム舞踏病，晩期発症リウマチ熱も，強迫観念と強迫行為という症状を伴うことがあります。摂食障害とOCDとの間には見事なオーバーラップがあり，同様に，身体醜形障害，心気症，性嗜好異常にもオーバーラップし，強迫性障害関連スペクトラムの一部を形成します。発症年齢は二峰性です。思春期前発症について考える場合，そうした症状が最初に現れたのがいつかということを知ることが非常に重要になるでしょう。思春期前発症につきましては，男性のほうが優勢です。患者または家族のいずれかで，慢性チック障害の既往率が高くなります。また，こうした思春期前発症，すなわちOCDの早期発症は遺伝的傾向が強く，他の家族も罹りやすいですし，残念ながら，こうした人たちは，おそらくSSRIによる従来の治療に反応しにくいグループに属します。しばしば彼らはある種の増強療法を必要とします。後期発症につきましては，男女間に差はありませんし，患者にも家族にもチックの既往歴はありません。また女性では，分娩直後の時期にリスクが増大しますが，11～27％の幅でばらつきがあります。母親になったばかりの人が自分の赤ん坊に危害を加えるという侵入的思考を経験するときは，非常に重症化する可能性があり，治療を必要とすることがあります。遺伝的因子は，特に早期発症型OCD，それからチック障害にも関連が深いといわれます。この型のOCDはシデナム舞踏病，晩

発性のリウマチ熱，溶連菌感染後症状にも関連があります。また，患者がアンフェタミンやコカインなどの精神刺激薬に反応して強迫症状を発症することも，我々は認めております。

　脳には，強迫性障害に関与するとされているある種の回路があります。ある辺縁領域，特に中眼窩前頭皮質，前帯状回は，尾状核頭部に投射し，次いで視床背側核の領域に，それから皮質に戻るように投射している回路が，特に関係しているとされています。セロトニン神経系の関与が最も強く示唆されていますが，オピオイド，ドパミン作働系，アドレナリン作働系などの他の神経伝達物質系に関する説得力のあるデータはあまりありません。これは単にこの神経回路を図式的に表したものですが，この方面の研究は主に，小児精神科医，特にデトロイトのDavid Rosenbergから出ており，前帯状回の容積が実際に増大することが報告されています。彼は，一部の辺縁系，前頭前野でセロトニン合成が低下している可能性があることも報告しています。さらに，尾状核頭部，これは腹側線条体の一部ですが，ここでグルタミン酸濃度が変化していることも見出しています。淡蒼球の一部と背側線条体の一部の容積減少も報告されています。さらに昨年の論文ですが，視床の容積増大も報告されています。この回路は，おそらく精神医学全体で最もよく確立された回路の1つと思われますし，強迫性障害について考える手段の1つだと私は思います。この回路は間違いなく多様の機能を果たしていると思いますが，この回路がもっている機能の1つは，何かエラー検出回路のようなものではないかと私は考えております。つまり，もし環境に何か完全には正しくないものがあれば，この回路が警報を鳴らして，意識に警告のようなことをするのでしょう。それは，中脳の腹側被蓋，黒質からの投射も受けています。また我々は，多くのセロトニン神経性投射の源である背側縫線核をこの図に挿入することができます。ここでお話しする時間はありませんが，私たちが特に関心をもってきた領域の1つが視床下部からの入力でして，オキシトシンの果たしうる役割に非常に興味をもっております。これは視床下部に源がありますし，強迫性障害をさらに深く理解する一助となる可能性が考えられます。

　これは，UCLAのLewis Baxterによる非常に有名なスライドです。約10年ほど前に発表されたものですが，1人の患者ではSSRIによる薬物療法の前後

を，1人の患者では行動療法の前後を比較しています。そして，この報告で興味深かったのは，尾状核頭部では，SSRI治療後にはグルコースの利用能が治療前よりも低下しており，しかも，同じような低下が，特に尾状核の右側で，行動療法の前後にもみられたことです。このことはさまざまに解釈されてきましたが，私は薬物療法に認められる望ましい効果の一部は，行動療法，もちろん最も広く用いられている曝露反応妨害法ですが，それによっても達成されうるというふうに考えています。

しかし，残念ながら，必ずしもすべての人に行動療法が行われるとは限らないし，現実には，部分的反応または不十分な反応しか示さない患者や治療抵抗性の患者をすべて合わせると，非常に多くの数にのぼります。そして，その一因は，非常によく反応する患者もいれば反応しない患者もいるのはなぜかということが解明されていないということにあります。我々はその研究の一部に着手しましたので，これから皆さんにご紹介します。

私が強調したいのは，我々はOCDの統一概念をもっているけれど，それはいくぶん誤解されているかもしれないということです。OCDは患者間あるいは1人の患者においても，多様な現れ方をします。発症年齢がまったく異なり，既往歴が全く異なり，治療に対する反応のパターンが全く異なる2人の患者の治療に携わるという可能性があり，OCDはただ1つの病気ではないと思われます。OCDがただ1つの病気でなければ，何が最善の方法でしょうか。強迫性障害の治療において，最も実りある成果を得るためには，どのような方向性をとったらよいのでしょうか。もう1つの挑戦は，OCDが単一の遺伝子障害ではないということです。

そこで私どもは，カテゴリー面およびディメンジョナルな面から，研究に励んできました。カテゴリー面でのアプローチは，早期発症などのいくつかの特徴に従ってOCDを分類することです。OCDを早期発症かどうかで分類を試みるには，もっともな理由があります。おそらく10歳以前，つまり思春期前は，治療に対する反応のパターンが異なり，遺伝的特質も異なるでしょう。それらはすべてもっともな理由です。もう1つ，カテゴリー面でのアプローチに，早期発症と重複することの非常に多いチック関連OCDがあります。皆さんが患者さんの話に耳を傾けて既往歴を聴取する場合，彼らに早期発症またはチックの既往があるかどうかを知ることは，非常に重要な情報

であると私は思います。もう1つのアプローチはディメンジョナルアプローチです。この手法では，OCDの多くの症状は，我々が通常みている状態の単なる極端な振れ，つまり正常な行動パターンの一部分が過剰な状態であるとみているにすぎないということを示唆しています。我々は広範な表現型，症状と疾患経過をみることによって，このディメンジョナルアプローチの正当性を明らかにしようとしています。OCDに対するディメンジョナルアプローチの予備的妥当性を示す神経画像研究，神経生物学的研究および興味深い治療反応データも多少あります。

　症状それ自体の理解を試みる1つの方法を，簡単にご紹介します。これまでいくつかの因子分析的研究が行われました。Y-BOCS（Yale-Brown：強迫スケール）を始めるには，この特定の時点でその人がどの症状をもっているかという症状チェックリストを作成しなくてはなりません。ハーバードのLee Baerは数年前にY-BOCSの現行のバージョンを使って質問をしました。そこには，攻撃的強迫観念や確認強迫行為といった13項目のカテゴリーがあります。それぞれのカテゴリーには多くの症状があります。彼は因子分析を試み，3因子で変数の48%を説明できることを示しました。これがその3つの因子です。最も重要と思いますので，こうした症状のディメンジョナルな性質の概念について，もう一度ご説明します。従来のY-BOCSでは，すべての強迫観念を全部合わせて考えるように求められ，それから，それらがどのくらい重症であるかを求めます。どのくらい時間を使い，どのくらいの苦痛を生じ，どのくらいコントロールできるかなどです。それから，あなたは，強迫行為についても同じことをします。私がご提案するのは，同じ症状を別の方法，つまりカテゴリー，因子ないしディメンジョンとしてみて，これらを別々に考えることです。

　我々は，ある期間のOCD患者208例を集めて，自記式Y-BOCSを使用しました。我々は1995年に98例の被験者を対象にしたOCDの家族歴に関する研究を発表しており，これは通常の面接式Y-BOCSです。我々は，攻撃的強迫観念，確認強迫行為，貯め込み症状などのような13の症状カテゴリーのそれぞれについて合計を計算しました。それから，そのデータセットの独立因子分析を因子分析のかなり伝統的な方法，バリマックスローテーション法による主要因子の抽出を用いて行いました。そして，両方のデータセットにつ

特別講演　Symptom Dimensions in Obsessive-compulsive Disorder: Developmental and Evolutionary Perspectives

いての結果はほとんど同じようなもので，変数の63%を説明できる4つの因子がありました（図1：p.111参照）。これが，私が今日，皆さんにいちばん理解していただきたいデータです。ここの数字は2つのデータセットを反映しております。ご覧いただくと，この2つが非常によく似ていること，それから，両方のデータセットの4因子はいずれも同一であります。いくつかの点は直感的によく理解できます。汚染強迫観念が手洗い強迫行為と結びついており，倹約強迫観念が貯め込み強迫行為と結びついています。チック障害に非常によく現れる対称，順序，正確さ，数かぞえ，実行，繰り返しの症状は，別の因子として現れました。分散の最大量を占めたのは，性的，宗教的，および身体的強迫観念とともには身近な家族に危害を加えることへの不安で，確認強迫行為と対になっていました。我々が現在行っていることの1つは，Y-BOCSの新しいフォームを考案することです。強迫観念と強迫行為をすべて合計するのではなく，また強迫観念と強迫行為に分けてすべて合計するのでもなく，我々は現在このように強迫観念と強迫行為をペアとして一緒にみておりまして，それが今までのとらえ方の点で異なっています。

　そして，私どもが第2因子の一例として強く関心を寄せてきたもう1つの領域は，私が皆さんにお話してきた"正にそのとおりの現象（just right phenomenon）"，つまり物事が正にそのとおりに見えたり，聞こえたり，感じられたりする必要があるということです。それは，すべてがあなたが感じたり見たり聞こえたりしたいと望むような状態であるということで，それが正常であり，だからそれは心地よいのです。しかし，その強迫行為を完璧にすればするほど，この基準は厳しくなっていきます。それは雪だるま式に大きくなり始めて，一所懸命になればなるほど，成し遂げるのが難しくなります。患者が経験として話すのは，他のすべてのものが視界から消えるということです。物事が"正にそのとおり"に見えないとき，"正にそのとおり"に見えないということ以外に焦点を合わせることはできず，"正にそのとおり"に見えるように直すと，基準がますます難しくなって，ますます厳密になっていきます。何度も何度もやってみても，ときには，それを"正にそのとおり"にできないことすらあります。

　我々はチックに関連した障害も検討しました。この2つの試験の300例のうち，チックを有する症例は合計100例ほどでした。第1因子の強迫観念と

確認,そして第2因子の対称性,順序よく並べること,正確さのいずれの因子も,トゥレット症候群とOCDまたはチックとOCDのいずれかと関連していました。また,両方の試験に同じ患者14例がいました。データを収集した時点は,4年あまり間隔があいていました。明らかにデータは非常によく一致し,51カ月間経過した14例のすべての因子は相関関係が非常に高かった。

昨年,カナダのLaura Summerfieldが成人OCD患者203例に対して,基本的に「いちばん意味があるのは何ですか」という質問をしました。1因子のOCDを使うか,それとも,強迫観念と強迫行為に従って分けた(2因子モデル)ほうがよいでしょうか。あるいは,Lee Baerが用いたような3因子モデルはどうでしょうか。それとも,1997年に我々がAmerican Journal of Psychiatryに発表した4因子モデルはどうでしょうか。これら4種類の可能性のなかで,うまく機能したのは我々の4因子モデルだけだったということがわかっています。ハーバードのグループが昨年Archives of General Psychiatryに発表した論文で,ここでは,我々よりもさらに数の多い354例という症例で検討されています。この研究では,変数の65.5%を説明する5つの因子が同定されました。これは,1つの例外を除けば,基本的には,我々が発表したものと同じで,我々が攻撃的強迫観念,性的および宗教的強迫観念を含めた第1因子を,ここでは1つの因子は攻撃性と危害,もう1つの因子は宗教的および性的強迫観念の2つに分けたということでした。このように分けることが賢明であるかどうかは,今後のデータが示してくれるものと思われます。

では,強迫性障害に対するこのディメンジョナルなアプローチが有用で実り多い見方であるということを裏づける証拠があるかという点について,遺伝学的データ,神経生物学や神経画像に関するデータ,治療に対する反応のデータをレビューします。そして最後に,正常に成長している小児におけるこれらの症状の発現について検討した試験の結果をご紹介します。

これは昨年発表した研究です。John Alsobrookとの共著でした。それは基本的に質問するだけです。第1因子(攻撃性,危害,性的および宗教的強迫観念)のスコアが高かった人たちとスコアが低かった人たちの第1親等の家族を検討すると,ある患者のこのカテゴリーの強迫観念スコアが高ければ,

このカテゴリーの強迫観念をもっている家族を見つけやすくなるぐらいリスクが倍増することを示しています。そして，第2因子の得点が高ければ，その人の第1親等にこの因子の強迫観念が強い人がいる可能性が高いこともわかりました。我々は最近ゲノムスキャンの研究を行っていまして，実際にトゥレット症候群を有する早期発症型OCDについて検討しています。これらの研究からこの種の患者には遺伝的に活性が低い部分があることを確認した。これは上記2因子を理解するうえで重要と考えられます。興味深いことに，この研究では，貯め込み症状に関与する1つの遺伝子があるだろうということも明らかになっています。

ハーバード大学のScott Raushが行った脳画像研究があり，彼は我々の第1因子，危害を加えることへの不安と性的および宗教的強迫観念を用いて，成人OCD患者14例について研究しました。神経心理学的検査を行い，放射性物質で標識した水，$^{15}O$水を検査中に与えました。彼らは，第1因子では脳のある構造，線条体，尾状核，被殻および淡蒼球が高活性を示すだろうと仮定しました。まさに，彼らが発見したのは，これらの脳の領域が，第1因子のスコアのレベルと相関していました。まるで彼らがペンをもって，基底核の輪郭を描いたかのようです。

このディメンショナルなアプローチの有効性を裏付ける第3の領域は，治療反応性のデータです。貯め込み症状があれば，SSRIに良好な反応を示しにくいということを示唆した研究が2件あります。1つめはアイオワ大学のDon Blackによるもので，OCD患者38例に用い，貯め込み症状の存在は治療反応不良を予測することを見出しています。ハーバード大学の研究の脚注にも，貯め込み症状がSSRIへの反応不良を予測することを認めています。このように，強迫症状へのディメンジョナルなアプローチが遺伝神経生物学的研究および治療反応研究に有用であることを示す予備的データがあります。

私どもは現在，ディメンジョナル型Y-BOCSを開発中であり，英語版のコピーを一部もってきましたので，ご関心のある方がおられましたらご覧ください。

では，次にもう1つ非常におもしろい話に移ります。これは幼児における強迫様行動の発現を検討したものです。主に小児期の儀式についてお話しいたしますが，私はこの数年間にわたり，早期の親の行動の強迫的側面にも，

かなり時間を割いて研究してまいりました。もうすぐ親になる人たちがもつ子供の幸せに関するふと思う思考や心配，それから，いくつかの強迫行為です。

さて，私が現在勤めている小児研究センターの創立者はArnold Gessellといいます。彼は著名な小児科医で，小児発達学者でした。彼の父親は米国中西部で写真家をしており，当時の新しい技術である映写機に魅せられました。彼は子供の正常な発達を段階ごとに記録したいと思い，それをフィルムに収めました。1940年代初頭，それ以前の1930年代にさかのぼって，彼は，子供の能力における感情的および身体的発達を追跡しようと，正常な子供の成長に関する長期的研究を始めました。特に就寝時の儀式について報告しました。2歳の子供にとって，床につくのは複雑なことです。就寝時は，複雑で厳格なきまりができることがよくあります。2階に上がる儀式，歯磨き儀式，ベッドに入ること，シェードを引きおろすこと，キスをすることの他，就寝の特別な言葉の儀式まであります。文化的な違いがありますが，皆さんのなかに2，3歳のお子さんをおもちの方がおられれば，これが本当だということにご賛同いただける方も少なくないでしょう。OCDと同様に，ときには儀式が完全に正しいやり方で行われなければならないということも，興味深いことです。間違った言い方で「おやすみなさい」を言ったのでは，十分ではありません。子供はあなたに，完全に正しい言い方で言うように求めるでしょう。それは明らかに親子間での共同生産です。2歳半の子供の儀式のスライドをお見せします。これらは家族全体を大いに苦しめます。子供はすべての定位置を知っていて，すべての物を決まった場所に置くように主張する傾向があります。椅子は決まった角度で置かれていなければなりませんし，特定の写真は特定のテーブルの上に置かなければなりません。ですから，"正にそのとおり"の状態に配列・整頓するという点では，第2因子の症状を有するOCD患者にやや似ています。

そして，発達学的側面および進化論的側面について考えると，なぜこうした行動が小児期のこの時期に現れるのか，何の目的で子供の正常な発達段階にこうしたことが現れるのかという疑問が湧いてくるでしょう。この試験の目的は，8～72カ月の幼児における反復行動の発生と発達経過を検討すること，それから反復行動の持続性と親の強迫症状との関連性を調べることでし

特別講演 Symptom Dimensions in Obsessive-compulsive Disorder : Developmental and Evolutionary Perspectives

た。子供についてだけでなく，親からも情報を集めました。対象としたのは，8～72カ月齢の小児約1500例でした。この試験と似たようなイスラエルで行われた試験の結果をご説明しましょう。単に記入された項目の数を取り上げるなら，この尺度では約18項目で，2歳ごろが最大でした。それは，Gessellがその逸話的報告において40年代から示していたことに非常によく似ていまして，それには特定の発達経過があることがわかります。我々にとってさらに興味深かったのは，症状の発達学的発現には特定のカスケードがあったということでした。就寝時儀式は17カ月ごろに現れ，その少しあとで同じ行動を繰り返すようになり，その少しあとで，完全主義，つまり完全に正しく配置する必要性，それから少しあとに対称的整列が現れます。第3因子の不潔や細菌に関することと第4因子である物の収集と貯蔵は，発現時期に差があります。子供のこれらの行動時期が早ければ早いほど，その子は利発であり，さまざまな発達指数で高得点になります。発達の終わりのほうで，子供がこうした行動をとる期間が長ければ長いほど，その子の親にも強迫症状が認められやすい，つまり親自身に強迫症状があったのです。これらのディメンジョンの起源は，正常な発達の本質にあると思われます。それが私が指摘したかった唯一のポイントです。

では，進化と動物行動学に関する2つの異なる観点をみていきましょう。これについて考える1つの方法は，発達のかなり初期の時点で，子供は自分が見たいものを心に抱くことができるということだと私は思います。ごく初期の段階では，これは，「ママの顔はどんな顔？」という質問かもしれません。小児の正常な発達段階の1つに「知らない人への不安」という段階があることを我々は知っています。生後1週目に子供が初めて人間の顔を見るとき，そこには笑顔があります。それが漫画の顔であろうと，子供も笑顔を見せるでしょう。数カ月後に，子供がある顔を見て，それが母親などの見慣れた顔でなかったら，子供は不安になって泣くでしょう。子供は，内なる記憶と知覚的現実で見ているものを基本的に比較しています。おそらく，それが，適応的警告システムだけでなく，強迫性障害になりやすさを設定するものと思われます。それは，理解能力の獲得と意識の基礎となるでしょう。1つの例として，OCDとチックを有しているアメリカのバスケットボールのスター選手がいます。フリースローシュートが入る確率が非常に高いのです。ほ

とんど90％以上の確率です。フリースローラインのところへ行って，見事にシュートを決めます。彼の練習方法は，目隠しをして，バスケットボールがネットを通過する音が完璧になるまで，バスケットに向かってボールを投げるというやり方です。ネットの枠に当たっても駄目，バックボードに当たっても駄目，ボールがネットを直接通過することだけOKです。ボールがネットを完璧に通過すれば，"正にそのとおり"の音が聞こえるはずです。また，私はOCDの一流の運動選手に数多く会いました。テコンドーの世界チャンピオンの1人は，昨年の夏，私の診察を受けに来ました。彼は，その非常に戦闘的な武術の型を身につけるのに，OCDが役に立ったことを理解しました。

　ですから，世界のなかの何が重要で何が重要でないかを見分けるために注意を払う我々の能力は，母親の顔と声と感触に始まり，徐々に家庭内の環境に広がり，そして外の世界へ広がっていくのだと思います。これはお話ししてきたディメンジョナルな観点からOCD症状の回路の源のいくつかを理解する1つの方法です。

　この瞬間にこの赤ん坊にとってより重要なことは，赤ん坊が母親の顔に何を見るかということです。親は，外の世界にある，子供の発達にとって決定的に重要なものを理解するのを手助けしています。この種の注意が，親という小さな領域を越えて家という領域に広がると，物事がまさにそのとおりに見えることを要求するようになりますし，それに慣れることもあるでしょう。物事がまさにそのとおりに見えない場合には，何故か？ということを知ることが重要である，というようなことかもしれません。ここで，例えば，我々の進化の歴史を振り返ってみましょう。我々の進化の歴史でも，清潔で細菌に汚染されていない物がきちんと見分けられなければ，病気で死んでしまい，次の世代が続かないというおそれが実際にあるでしょう。貯め込みについても，同じことがいえます。我々の進化の歴史には，ある程度の貯蔵をしなければ，家族が次の世代を残せないというような大きなリスクがある場合があったにちがいありません。

　すでに述べたように，我々は評価尺度の開発に関心がありました。なぜなら，「第1因子と第2因子の得点が高いタイプ」の患者を注意深くみれば，彼らのSSRIまたは行動療法に対する治療反応パターンが違うかもしれないか

らです。第4因子の人たち，すなわち貯め込みのスコアが高い人たちが，SSRI治療にあまり反応しないことを知っています。たぶん，このディメンジョナルな評価尺度が有用かどうかを知ることが重要でしょう。

さて，ここで薬物療法の話に移しましょう。日本では，SSRIは子供への使用が制限されていることは存じております。ほんの昨年，これらの薬剤のほとんど全部が，子供を対象とした臨床試験で使用され，有効であることがわかりました。副作用の多いclomipramineを除けば，リスク・ベネフィット比からみて非常によい薬剤です。

まとめとして，薬物療法は有効で，OCDへの用量は，うつ病に必要な用量よりも多いことがわかりました。期間も，うつ病の場合よりもやや長くなっています。長期治療が必要です。我々の経験では，薬物療法を中断した場合には，高い再発率がみられました。興味深いことに，行動療法が有効であれば，それほど頻繁に再発しませんし，薬物を使う必要がありませんから，行動療法はすべての治療法のなかで最も有効な治療法といえます（図2：p.119参照）。

さて，今日の午後は，かなりの量の話題をお話ししました。ご静聴ありがとうございました。

強迫性障害の研究 (2)

2001年3月16日　初版第1刷発行

編著者　上 島 国 利・大 森 哲 郎
発行者　石 澤 雄 司
発行所　株式会社 星 和 書 店
　　　　東京都杉並区上高井戸1-2-5　〒168-0074
　　　　電話　03(3329)0031（営業）／03(3329)0033（編集）
　　　　FAX　03(5374)7186

©2001　星和書店　　　　Printed in Japan　　　　ISBN4-7911-0435-8

| 書名 | 著者 | 判型・頁数 | 価格 |
|---|---|---|---|
| アレキシサイミア<br>感情制御の障害と精神・身体疾患 | G.J.テイラー他著<br>福西勇夫監訳 | A5判<br>420p | 4,800円 |
| 強迫性障害の研究 (1) | OCD研究会編<br>編集代表 上島、越野 | A5判<br>132p | 2,600円 |
| 非定型精神病<br>治療別症例集 | 中山和彦編著 | B5判<br>288p | 6,600円 |
| 〈境界例〉論文集<br>精神科治療学選定論文集 | | B5判<br>176p | 3,800円 |
| 〈心的外傷／多重人格〉論文集<br>精神科治療学選定論文集 | | B5判<br>180p | 3,800円 |
| 〈うつ病〉論文集<br>精神科治療学選定論文集 | | B5判<br>184p | 3,800円 |
| 〈強迫／パニック〉論文集<br>精神科治療学選定論文集 | | B5判<br>264p | 3,800円 |
| 〈摂食障害／過食〉論文集<br>精神科治療学選定論文集 | | B5判<br>232p | 3,800円 |
| 〈てんかん〉論文集<br>精神科治療学選定論文集 | | B5判<br>232p | 3,800円 |

発行：星和書店　　　　価格は本体（税別）です

| 書名 | 著者 | 判型・頁数 | 価格 |
|---|---|---|---|
| CD-ROMで学ぶ認知療法<br>Windows&Macintosh対応 | 井上和臣 構成・監修 | | 3,700円 |
| 心のつぶやきが<br>あなたを変える<br>認知療法自習マニュアル | 井上和臣著 | 四六判<br>248p | 1,900円 |
| 認知療法ハンドブック 上 | 大野　裕<br>小谷津孝明編 | Ａ５判<br>272p | 3,680円 |
| 認知療法ハンドブック 下 | 大野　裕<br>小谷津孝明編 | Ａ５判<br>320p | 3,800円 |
| 自分を知りたい、<br>自分を変えたい<br>内観法入門 | 杉田敬著 | 四六判<br>224p | 1,900円 |
| 認知療法入門 | フリーマン著<br>遊佐安一郎監訳 | Ａ５判<br>296p | 3,000円 |
| パニック・ディスオーダー入門<br>不安を克服するために | B.フォクス著<br>上島国利<br>樋口輝彦　訳 | 四六判<br>208p | 1,800円 |
| 職場のメンタルヘルス実践教室 | 加藤正明監修 | 四六判<br>288p | 2,400円 |

発行：星和書店　　　価格は本体（税別）です